Let's work together

Die Autorin

Birgit Panke-Kochinke, geb. 1954, 1. und 2. Lehramt für das Lehramt an Gymnasien, promovierte Historikerin, habilitierte Soziologin, Unterricht an und Begleitung der Schulentwicklung an Pflegeschulen, langjährige Lehrtätigkeit an der Universität Osnabrück und verschiedenen weiteren Hochschulen, aktuell in der Demenzforschung tätig.

Birgit Panke-Kochinke

Let's work together
Schulentwicklung in der beruflichen Ausbildung
an Pflegeschulen

Mabuse-Verlag
Frankfurt am Main

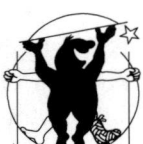

Bibliografische Information der Deutschen Nationalbibliothek

Die Deutsche Nationalbibliothek verzeichnet diese Publikation in der
Deutschen Nationalbibliografie; detaillierte bibliografische Daten sind
im Internet über http://dnb.dnb.de abrufbar.

Informationen zu unserem gesamten Programm, unseren AutorInnen und zum
Verlag finden Sie unter: www.mabuse-verlag.de.

Wenn Sie unseren Newsletter zu aktuellen Neuerscheinungen und anderen
Neuigkeiten abonnieren möchten, schicken Sie einfach eine E-Mail mit dem
Vermerk „Newsletter" an: online@mabuse-verlag.de.

© 2016 Mabuse-Verlag GmbH
Kasseler Str. 1 a
60486 Frankfurt am Main
Tel.:   069 – 70 79 96-13
Fax: 069 – 70 41 52
verlag@mabuse-verlag.de
www.mabuse-verlag.de

Umschlaggestaltung: Marion Ullrich, Frankfurt am Main

Druck: AK-Druck & Medien GmbH, Schneckenlohe
ISBN: 978-3-86321-324-4
Printed in Germany
Alle Rechte vorbehalten

Inhalt

VORWORT 7

1. EINLEITUNG 8

2. EINZELFALLANALYSE 14

2.1. Empirisches Vorgehen 14
   2.1.1. Handlungspraktischer Rahmen 14
   2.2.2. Methodische Entscheidungen 19

2.2. Prozesselemente 21
   2.2.1. Fragebogenerhebung 1 21
      2.2.1.1. Vergleich der beiden Schulen 2011 23
      2.2.1.4. Ergebnisse und Zielbestimmung 25
   2.2.2. Kompetenz (Schule A) 27
      2.2.2.1. Herstellung der inneren Sicherheit 30
      2.2.2.2. Integration der Lernsituationen 31
      2.2.2.3. Didaktische Grundlagen entwickeln und anwenden 37
   2.2.3. Kooperation 42
      2.2.3.1. Leitungsoffensive 42
      2.2.3.2. Fortbildung 49
      2.2.3.3. Steuerkreis 56
   2.2.4. Curriculum 60
   2.2.5. Fragebogenerhebung 2 64
      2.2.5.1. Vergleich der beiden Schulen 2015 64
      2.2.5.2. Vergleich der beiden Schulen 2011 - 2015 71

2.3. Zusammenfassung 74

3. ERGEBNISSE 81

3.1. Personal 81
3.1.1. Innere Sicherheit und Anerkennung 81
3.1.2. Schutz und Freiheit 82
3.1.3. Entlastung und Innovation 82

3.2. Organisation 84
3.2.1. Information 84
3.2.2. Koordination 85

3.3. Unterricht 86
3.3.1. *Sich kümmern und gut tun* 86

3.4. Konklusion 88

4. DISKUSSION DER ERGEBNISSE 89

5. PERSPEKTIVEN 93

6. LITERATURVERZEICHNIS 99

Vorwort

„Let´s work together".... dieser Refrain eines Songs der US-amerikanischen Bluesrockband Canned Heat aus dem Jahre 1970 beschreibt eigentlich recht einfach das schwierigste und doch zugleich wirksamste Mittel, um eine Schul-entwicklung positiv zu befördern: eine gelingende Zusammenarbeit. Zusammen zu arbeiten setzt eine Haltung der Gemeinsamkeit voraus, die sich in der Abstimmung über Ziele und Wege zur Erreichung dieser Ziele manifestiert. Zusammenarbeit geschieht im schulischen Alltag – als eine Haltung im Umgang mit den Schülerinnen und Schülern, als Bereitschaft, sich auf Veränderungen einzulassen oder diese kritisch zu hinterfragen, als Lust und Freude am Unterrichten aber auch und vor allem in der Befähigung zur Konfliktaustragung und Entscheidungsfähigkeit.

In einem spannenden Prozess von fünf Jahren hatte ich die Möglichkeit, zwei Schulen auf ihrem Entwicklungsweg zu begleiten. Dass dieser Prozess keineswegs abgeschlossen ist, zeigt sich in der aktuellen Herausforderung, neue gesetzliche Grundlagen einer integrierten Pflegeausbildung zu bewältigen, sich mit der Frage der europäischen Integration in Bezug auf Qualitätsstandards auseinanderzusetzen und sich den nicht enden wollenden Problemen eines Theorie-Praxis-Transfers zu stellen.

Dafür wünsche ich in der Zukunft allen Pflegeschulen Geduld und einen langen Atem, Durchhaltevermögen und die notwendige Portion pädagogischer Freude.

Ohne die Bereitschaft der Schulleitungen, an einer solchen Haltung zu arbeiten, wäre das Projekt nicht umsetzbar gewesen. Und ohne die Bereitschaft der Lehrerteams, sich offen auf einen solchen Prozess der Veränderung einzulassen, wäre ein Scheitern vorprogrammiert gewesen. Und letztendlich – ohne die finanzielle und ideelle Unterstützung der jeweils tragenden Institutionen hätte ein solches Projekt überhaupt nicht starten können. Ihnen allen sei Dank.

1. Einleitung

Mit dem Begriff der Schulentwicklung werden generell Prozesse bezeichnet, die an Einzelschulen geschehen und im Hinblick auf definierte Ziele gefördert werden sollen. Im Zentrum stehen die Lernfortschritte der Schülerinnen und Schüler. Sie bilden den Bezugspunkt für eine Entwicklung der Trias Unterricht, Organisation und Personal (Rolff, 2010 S. 29-36). Dass die Einzelschule sich dabei innerhalb von gesetzlichen Rahmenbedingungen und einer Fülle von weiteren Umfeldfaktoren bewegt und bewegen muss, die dieses System Schule beeinflussen und bedingen, ist zu berücksichtigen. Die Komplexität eines solchen Systems zu kennen ist notwendig, um Ansatzpunkte für eine gezielte Veränderung zu entwickeln. Aber geht das überhaupt? Geht man von einem systemtheoretischen Ansatz (Luhmann, 1991) aus, dann melden sich Zweifel an.

Beschreibt man Schulen nach Arnold als „soziale Einheiten, welche durch Strukturen und Elemente sowie spezifische Akteure und Prozesse geprägt sind, deren Zusammenwirken zu typischen Ausdrucksformen bzw. verfestigten Routinen führt, welche eine erstaunliche Zählebigkeit aufweisen" (Arnold, 2010 S. 79), dann wird das Problem einer Schulentwicklung deutlich erkennbar. Was immer geplant wird und durchgeführt werden soll, es wird sich mit diesem komplexen System auseinandersetzen müssen, das danach strebt, seine Stabilität aufrecht zu erhalten. Variationen und Selektionen werden in diesem System Schule wie in anderen Systemen - folgt man Scheunpflug (Scheunpflug, 2010 S. 119) autopoietisch erzeugt. Die Antinomien des Systems (meint: es gibt scheinbar widersprüchliche Aussagen, die aber beide richtig sein können) und seine Anomien (meint: Mittel und Ziele passen nicht wirklich zusammen) bedingen eine Form der Emergenz, also nur schwer vorhersehbarer Entwicklungen, die eigentlich jeder rational angelegten Beeinflussung widersprechen. Wenn es bei einer Schulentwicklung so z.B. um die externe Implementierung geht, dann lässt sich zwar der Anfangspunkt – eben die gewählte Implementierung – erfassen; was genau aber damit letztendlich im System passiert, ist forschungspraktisch nur schwer zu belegen.

Einfacher erscheint es erst einmal, generelle Ziele zu bestimmen: pädagogische, didaktische, organisatorische und personelle. Möglich ist es, die Probleme als Defizite zu deklarieren und sich dann zu fragen, wie man den Weg zwischen den als Defizit deklarierten Problemen und den Zielen gehen kann. Aber – die Stolpersteine auf diesem Wege werden nicht geringer. Der Augenschein der Wirksamkeit kann sich aber möglicherweise erhöhen und der Widerstand der Beteiligten vor Ort ebenfalls.

Bisher ist trotz aller wissenschaftlichen Expertise eigentlich kaum eine objektive Möglichkeit gegeben, diese Diskrepanz zwischen einer fehleranfälligen Außenwahrnehmung und einer verdrängenden Innendarstellung forschungsstrategisch zu nutzen, um herauszufinden, was im Falle eines von außen erkennbaren Problems getan werden kann, um eine systemisch wirksame und zwar passgenau wirksame Intervention zu entwickeln, zu implementieren und letztendlich zu evaluieren. Zudem muss sich der/die Forschende fragen, ob die von ihm/ihr oder einer anderen Organisation bzw. Institution festgelegten Ziele forschungsethisch und unter einem gesellschaftspolitischen Aspekt überhaupt erstrebenswert erscheinen. Es herrscht zudem bisweilen eine nicht zu übersehende Blindheit, was die Diskrepanzen zwischen pädagogischen Zielen, didaktischen Leerstellen, formaljuristischen Ansprüchen, bildungspolitischen Dramaturgien und wirtschaftlichen Erwartungen an die Auszubildenden anlangt. Sie werden vor Ort an den einzelnen Schulen handlungspraktisch von allen Beteiligten ausgetragen und führen zu einer Reihe von unbewussten Abwehrmechanismen, die der Regulierung von Ängsten dienen. Diese bestimmen die Entscheidungsbildung mit. Für die Schulentwicklung ist, folgt man der Argumentation Schönigs von einer besonderen Brisanz, dass sich

„diese Abwehr mit der Abwehr anderer Personen verbindet. Durch diese „interpersonale Abwehr" entstehen unbewusste Abwehrbündnisse, mit denen Anforderungen anderer „ausmanövriert" werden sollen, um sich selbst psy-chisch zu entlasten... Werden diese Mechanismen nicht als Signale der Über-forderung erkannt, steuert Schulentwicklung ins Chaos oder in die Erstarrung." (Schönig, 2010 S. 124)

1. Einleitung

Versucht man vor diesem Hintergrund den nach Rolff ultimativen Bezugspunkt der Schulentwicklung (Rolff, 2013 S. 34), also die Lernfortschritte der Schülerinnen und Schüler in den Blick zu nehmen und sie in dem triadischen System von Unterrichts-, Organisations- und Personalentwicklung als Ansatzpunkt und Ziel jeder Schulentwicklung genauer zu bestimmen, wird deutlich, dass jede Analyse von Lehr- und Lernprozessen sich der Frage nach den unbewussten Anteilen einer Steuerung und Steuerungswirkung stellen muss.

Auch aus der subjekttheoretischen Sicht werden die Probleme nicht unbedingt geringer. Gesteht man – und das ist für Lehr- und Lernprozesse sinnvoll – dem Individuum trotz aller bzw. gerade im Zusammenhang mit Umweltproblemen Entwicklungsmöglichkeiten zu, dann sind diese vor allem davon abhängig, welche Erfahrungen dieses Individuum im Leben gemacht hat und welche Möglichkeiten der Verarbeitung es entsprechend hatte. Die zentrale Funktion der Emotionen in diesem lebenslangen Lernprozess wird durch die moderne Hirnforschung deutlich bestätigt. Es lassen sich entsprechend eigentlich nur die äußeren Lernbedingungen beeinflussen. Differenzierte Lernangebote können Schülerinnen und Schüler in ihrem je individuellen Weg der Aneignung von Wissen unterstützen. Man kann sie in einen Zustand der Perturbation zu versetzen versuchen – aber sie lassen sich nicht sicher in eine vorherbestimmte Richtung lenken. Die Entwicklungs- und Entfaltungsmöglichkeiten eines lernenden Subjektes sind damit – und das ist die positive Seite dieser Erkenntnis – in einem gewissen Umfang zu beeinflussen, aber sie sind nur bedingt planbar. Konstruktivistische didaktische Ansätze (Arnold, et al., 2007; Reich, 2008) konturieren dann eine Grenze und einen Erwartungshorizont von und für Lern-prozesse. Im Rahmen der Ermöglichungsdidaktik werden Prozesse der systemischen Achtsamkeit grundlegend, die der Nötigung durch Zwecke entgegenwirken können (Arnold, et al., 2007). Lernen braucht – so die Botschaft dieses Ansatzes – eben Zeit und zwar individuell unterschiedlich viel Zeit. Und sie braucht eine Lernbegleitung, die sich dem individuellen Muster der Lernmöglichkeiten des Einzelnen anpassen kann. Eine solche Sicht auf Lernprozesse steht wiederum den Rahmenbedingungen, die Schule organisatorisch bieten kann, in gewisser Weise entgegen. Eine Ausbildung hat einen klaren zeitlichen Rahmen, eine Entwicklungsstruktur, gibt Kompetenzprofile vor und gehorcht den wirtschaftlichen Bedingungen und Erwartungen insbesondere beruflicher Anforderungen. Das setzt sich bis in die kleinste Einheit der Schulorganisation, die Unterrichtsgestaltung, fort. Stundentaktung, curriculare Vorgaben, Fächer- resp. Lernfeldorientierungen stehen im Widerspruch zu Lernszenarien eines offenen Unterrichts und setzen einer Gestaltung von Selbstlernprozessen eine deutliche Grenze. Das, was dem Subjekt in seinem individuell angelegten Lernprozess förderlich ist, passt in Vielem nicht zu dem, was die Struktur des Lernfeldes vorgibt.

Entsprechendes gilt für Lehrprozesse. Es ist hinreichend bekannt, dass Lehrende häufig gestresst sind und unter Überforderung leiden können. Auf der unbewussten Ebene sind Lehrprozesse durch eine Reihe von Übertragungsphänomen gekennzeichnet. Die Unterstützung, die Lehrende benötigen würden, um diese Prozesse im Rahmen einer Selbstentwicklung zu verändern, ist gering. Unterricht gleicht oftmals eher dem Szenario der Bändigung eines unsichtbaren inneren Löwens als der sensiblen Begleitung eines lernenden Subjektes. Recht-fertigungs- und Abgrenzungsszenarien sind ein Schutzwall, um sich diesen eigenen Problemen nicht stellen zu müssen. Der Klassenraum bleibt ein nach außen hermetisch zu schützender Raum der Aggressions- und Depressionsbewältigung. Man spricht zwar viel über Beratung, Supervision und kollegialen Unterstützungsprozessen, die man fördern will – aber die Beharrungskraft der Abwehr zeigt sich an diesem Punkt doch deutlich stabiler als angenommen.

Klar ist, dass die Schulleitung eine zentrale Rolle einnimmt, wenn es um die Frage der Schulentwicklung geht. Ihre Visionen, ihre Fähigkeit, sich kommunikativen Prozessen zu stellen und sie gerade in Konfliktsituationen konstruktiv einsetzen zu können bestimmen neben einer Reihe von Managementfähigkeiten, wie eine Schulentwicklung verläuft. Sie ist es, die die Teamentwicklung fördern oder hemmen kann. Sie definiert die Handlungsspielräume einer lernenden Organisation. Sie wirkt als Schutzwall und Vermittlungsinstanz zwischen dem, was in der Schule und dem, was außerhalb der Schule an Erwartungen formuliert wird.

Das sind Problemfelder, die sich im Rahmen der allgemeinen Schulentwicklungsforschung als offen herausgestellt haben. Doch wie sieht es an den berufs-bildenden Schulen und speziell den Pflegeschulen aus? Vermutlich trifft ein großer Teil der geschilderten Probleme auch auf diese zu. Einige

1. Einleitung

Besonderheiten sind allerdings zu benennen, die eine andere Graduierung eben dieser Schwierigkeiten mit sich bringen:
- Berufsbildende Schulen folgen den allgemeinbildenden Schulen. Die Auszubildenden sind in ihrer Alterszusammensetzung, ihren Schulab-schlüssen, in ihren sozialen Bezugssystemen und in Bezug auf die Beeinflussbarkeit von Lernprozessen bedingt anders.
- Die Lehrenden sind – und das trifft insbesondere für die Situation an Pflegeschulen zu – nicht immer ausgebildete Berufspädagogen, son-dern rekrutieren sich vor dem Hintergrund der spezifischen historisch bedingten Sonderstellung der Pflegeberufe eher aus einem Sammelsu-rium höchst unterschiedlicher Qualifizierungsprofile.
- Es gibt differente Formen der Ausbildung, die aber immer einen zwei-ten Lernstandort mit ins Spiel bringen, der in dem, was Theorie-Praxis-Transfer genannt werden kann, nicht unerhebliche zusätzliche Probleme schafft. Schulen insbesondere als Ausbildungsorte für die Gesundheits- und Pflegeberufe stehen hier einem direkt spürbaren Spagat von unterschiedlichen Ansprüchen und Erwartungen gegen-über, die auf dem Rücken der Auszubildenden ausgetragen werden. Sie sind diejenigen, die an beiden Standorten lernen sollen.

Welcher methodische Zugang wurde gewählt, um trotz der aufgezeichneten Problemlage zumindest Wege der Auswahl, Umsetzung und Kontrolle der Wirkung von Implementierungen analysieren zu können?

Im Rahmen einer qualitativ angelegten longitudinalen empirischen Untersuchung am Einzelfall anzusetzen erlaubt es, in einem ersten Schritt die konkrete Entwicklung in ihrem Verlauf zu beschreiben und dabei auch die Rolle der wissenschaftlichen Begleitung als Einflussfaktor kritisch in den Blick zu nehmen (Kapitel 2). Sie rekonstruiert diese Verläufe und beschreibt zunächst ein-mal immanent, welche Probleme auftreten und welche Lösungsmuster sich ergeben.

Vier zentrale Faktoren lassen sich bestimmen, die den im Folgenden beschriebenen Analyseprozess eines Einzelfalles methodisch leiten. Schulentwicklungsforschung setzt auf der Mikroebene, also am Einzelfall der Schule an.

1. Sie ist eingebunden in die Aktions- und Handlungsforschung. Sie ist entsprechend prozessorientiert und partizipatorisch angelegt (von Unger, 2014).
2. Sie folgt den Grundlagen der qualitativen Evaluationsforschung (Flick, 2006). Sie nutzt die Methoden der Feldforschung, die im gegebenen Fall analytisch begründet sinnvoll sind. Sie schließt damit grundsätzlich keinen methodischen Zugriff aus.
3. Sie gründet auf bzw. entwickelt mithilfe von Konzeptbausteinen ein theoretisches Modell mittlerer Reichweite, das eine Transfermöglichkeit erlaubt.

In einem zweiten Schritt ist es möglich, nach den transferierbaren Erkenntnissen zu fragen, die sich aus dem Einzelfall für Prozesse der Schulentwicklung an Pflegeschulen ableiten lassen (Kapitel 3). Diese führen in einem dritten Schritt perspektivisch zur Bestimmung von Faktoren, die eine gelingende Entwicklung unterstützen können (Kapitel 4).

2. Einzelfallanalyse

In dem Zeitraum von 2011 bis 2015 wurden zwei Schulen in ihrem Prozess der Schulentwicklung wissenschaftlich begleitet. In beiden Fällen handelte es sich um Pflegeschulen mit je unterschiedlichen Ausbildungsgängen. An der Schule A werden Altenpflegerinnen und –pfleger sowie Pflegeassistenten und ab 2013 auch Heilerziehungspflegerinnen und –pfleger ausgebildet. An der Schule B werden Gesundheits- und Krankenpflegerinnen und –pfleger ausgebildet. Beide Pflegschulen sind in privater Trägerschaft. Seit 2013 kooperieren die Schulen im Rahmen eines von den beiden Trägern geschlossenen Vertrages. Diese Kooperation erlaubt begrenzte Formen der inhaltlichen und organisatorischen Zusammenarbeit, die die formale Eigenständigkeit der Schulen allerdings nicht berühren.

Die wissenschaftliche Begleitung wurde durch die beiden Trägerorganisationen im Rahmen eines Honorarvertrages finanziert. Die Definition des Aufgabenspektrums war offen formuliert und ließ Raum für prozessorientierte Interventionsentscheidungen.

Im Folgenden wird in einem ersten Schritt das empirische Vorgehen beschrieben (Kapitel 2.1.). In einem zweiten Schritt werden die Prozessphasen der Entwicklung in ausgewählten Schwerpunkten rekonstruiert (Kapitel 2.2.) und abschließend zusammengefasst (Kapitel 2.3.).

2.1. Empirisches Vorgehen

2.1.1. Handlungspraktischer Rahmen

Zwischen dem Anspruch der empirischen Forschung, Schulentwicklung in ihrem Prozess zu erfassen und daraus tragfähige Konzepte für die Zukunft entwickeln zu können und der Realität des Forschungsfeldes selbst bestehen Passungsprobleme. Prozesse zu beschreiben und dabei zu berücksichtigen, dass diese Prozesse selbst durch jede Form der externen Intervention selbst schon wieder beeinflusst werden, erfordert eine kritische Sichtweise auf das methodische Vorgehen selbst und damit eine kritische Reflexion der Ergebnisse. Zudem ist zu berücksichtigen, dass sich diese Prozesse als Forscherin nur sehr bedingt erfassen lassen. Diese Problemlage kann im Rahmen der qualitativen Evaluationsforschung zumindest diskutiert und methodisch aufgefangen wer-den (Flick, 2006; Kuckartz, et al., 2007).

Das Forschungsdesign, das in der folgenden Einzelfallanalyse gewählt wurde bzw. sich im Verlauf ergeben hat, lässt erkennen, wie ein solcher Forschungsprozess in einem ständigen Ausloten von Nähe und Distanz, Entscheidungen für oder gegen die Wahl bestimmter Methoden und einer Reihe von unvorhersehbaren Entwicklungen, die durch die Rahmenbedingungen gesetzt oder durch menschliches Verhalten praktiziert werden, geprägt ist (Idel, 2010; Reh, 2010). Die Beschreibung der Prozessphasen lässt diesen Entwicklungs- und Entscheidungsraum erkennen. Die Verwobenheit von Analyse und Konzeptentwicklung bzw. –umsetzung ist ein weiteres Merkmal des Forschungs-prozesses.

Als wissenschaftliche Begleitung, die durch die Schule selbst finanziert wurde, wurden meine Entscheidungsoptionen in und an dem konkreten Feld der Umsetzung gemessen. Es galt, Schrittfolgen zu beschreiben, Rückmeldungen zu geben und eine Form der Zusammenarbeit zu praktizieren, die nicht nur Konzepte für die Schreibtischschublade, sondern die konkrete Umsetzung entwarf. Die Entscheidungen waren dabei immer Entscheidungen im organisatorischen, hierarchisch angelegten Raum der Schulen. Zudem galt das Prinzip der Alltagsroutine, der engen Zeitkorridore, der Normalität von gestörten Teamprozessen und des permanenten Wechsels von Personengruppen. Nur dann, wenn man als wissenschaftliche Begleitung im Rahmen der Feldforschung eine gewisse Gelassenheit, Empathie und Offenheit im Umgang mit diesen wechselnden Konstellationen, den Prozessen der Ausgrenzung und der unfreiwilligen Integration bewahrt – so die generalisierbare Erkenntnis – ist es überhaupt möglich, sich der Frage zuzuwenden, wie man dieses komplexe Gebilde analysieren will und in Entwicklungsprozessen begleiten kann (Girtler, 2001; Lueger, 2000).

Zu meinen eigenen Verflechtungen mit den Schulen ist folgendes festzuhalten. Diese Faktoren wirkten sich eher implizit sowohl förderlich als auch hinderlich auf den Prozess der Begleitung und Analyse aus:

2. Einzelfallanalyse

1. An der Schule A und B habe ich selbst vor Beginn der wissenschaftlichen Begleitung als Dozentin gearbeitet. Die Schulleitung der Schule A fragte mich nach Beendigung meiner Lehrtätigkeit, ob ich diese neue Position übernehmen wollte. Da ich selbst lange Jahre an Pflegeschulen unterrichtet habe, Pflegepädagogen an der Hochschule und Berufsschullehrerinnen und -lehrer an der Universität ausgebildet und selbst eine pädagogische Ausbildung abgeschlossen hatte, waren mir zumindest einige der Strukturen in ihrer Verlaufsform bekannt. Als zumeist qualitativ arbeitende Soziologin verfügte ich über eine hinreichende Projekterfahrung, um diese verschiedenen Stränge in einer geeigneten Form miteinander verbinden zu können. Ich kannte die Sprache der Wissenschaft, die Sprache der Lehrenden und die Sprache der Schülerinnen und Schüler. Der Einblick in Praxiseinrichtungen ließ mich zumindest ahnen, welche Sprache dort gesprochen wurde. Zudem – und das erwies sich als eine große Hilfe im Prozess einer vermittelnden Kommunikation – hatte ich mir über die Jahre durch die Arbeit mit diesen verschiedenen Gruppen selbst eine Sprache angeeig-net, in der ich mich zumindest oft gut verständigen konnte. Man nahm mir eine gewisse Expertise ab, so dass die oft beschriebene Kluft zwischen Wissenschaft und Praxis hier zumindest minimiert werden konnte.
2. An der Schule B hatte ich über einen Zeitraum von sechs Jahren die Curriculumentwicklung begleitet. Schulleitung und Lehrende kannten mich also seit langem. Der Vorteil war, dass dieses Projekt erfolgreich und zufriedenstellend für die Beteiligten abgeschlossen werden konnte und ein Vertrauensvorschub bestand. Dieser Prozess bedeutete für mich selbst einen Lernprozess. Damit ließen sich einige der Fallstricke in der Zusammenarbeit mit Praktikern früher erkennen und strategisch umgehen. Die Schulleitung und ein großer Teil des Kollegiums waren mir also bekannt und zwar durch eine langjährige und nicht immer einfache und konfliktfreie Zeit der Curriculumentwicklung.

Darüber hinaus lassen sich folgende Erfahrungen beschreiben, die den eingeschlagenen Weg der empirischen Analyse vielleicht deutlicher konturieren können.

- Finanzen: Dass es sich bei diesem Projekt der wissenschaftlichen Begleitung nicht um eine ausreichend finanzierte empirische Studie handelt, ist wesentlich für den Aufbau des Forschungsdesigns und muss angemerkt werden. Die Zeitressourcen für die Erhebung von Daten und ihre Auswertung waren äußerst gering. Unbezahlte Mehrarbeit war also vorprogrammiert. Doch nicht nur das. Immer wieder musste ich mir in dem Forschungsprozess die Frage stellen, auf welcher Ebene und wie ich eigentlich welche Daten erheben konnte und welchen Raum es gab, um diese Daten an die Betroffenen zurück zu vermitteln. Methodische Entscheidungen ließen sich nicht, wie im Rahmen einer wissenschaftlichen empirischen Studie sonst üblich, im Vorfeld in einer übersichtlichen Arbeitsplanung festlegen und dann umsetzen. Wege mussten abgebrochen werden, weil dafür keine finanziellen und/ oder zeitlichen Ressourcen mehr zur Verfügung standen oder neue, drängendere Probleme anstanden. Neue Wege mussten gefunden werden, wenn bereits im Vorfeld klar war, dass der zeitliche Aufwand für eine an sich notwendige Analyse einfach nicht zur Verfügung stand. In diesen Entscheidungsprozessen half mir meine mittlerweile eher intuitiv zur Verfügung stehende Fähigkeit, Komplexität zumindest an einigen Stellen so zu entschlüsseln, dass ich entscheiden konnte, welche Maßnahme oder Schrittfolge geeignet war. Das hat sich im Nachhinein als durchaus machbar erwiesen.
- Hierarchien: Begleitung meinte nach Ansicht der Schulleitungen Beratung in problematischen Handlungssituationen. Diese Funktion ließ sich nur mit äußerster Vorsicht umsetzen. Kritik an dem Verhalten der Schulleitungen zu üben, erforderte so zum Beispiel eine deutliche Rollenklarheit. Es erwies sich als praktikabel, eher proaktiv in das Feld der begründeten Vorschläge zu wechseln und die Entscheidungen über die Umsetzung als unanfechtbare Kompetenz der jeweiligen Schulleitungen zu belassen. So ließen sich Treppenstufen der Entscheidungs-prozesse rekonstruieren. Begleitung meinte bisweilen das Einbringen von Fortbildungsleistungen (z.B. Methodenschulungen). Diese An-sprüche wurden zwar bedient, aber im Laufe der Zeit immer mehr reduziert. Sie hatten e-

her die Funktion einer vertrauensbildenden Maßnahme oder dienten dazu, Grundlagen der didaktischen Ausrichtung oder programmatische Aspekte der Schulentwicklung für die Betroffenen zu einem möglichst frühen Zeitpunkt einzubringen.
- Interessen: Begleitung, Beratung, Analyse und Intervention miteinander zu verknüpfen, ist im Prinzip das was sich die Schulleitungen als meine direkten Ansprechpartnerinnen und -partner von einer wissenschaftlichen Begleitung erhofften. Ziel war es dabei zum einen immer, dass interne Probleme bearbeitet werden konnten und konkrete Lösungsmöglichkeiten gefunden wurden. Ziel war es aber auch, den eigenen Status als Schule nach außen zu verbessern und sich auf dem Ausbildungsmarkt zu behaupten. Im Rahmen eines Modellprojektes hätte es dafür die entsprechenden finanziellen und personalen Ressourcen gegeben. Diese standen in dem konkret beschriebenen Fall allerdings kaum zur Verfügung. So konfligierten aus der Sicht der Forschung mehrere Interessenlagen im laufenden Alltagsgeschäft miteinander. Um diesem Druck auszuweichen war es notwendig, den wissenschaftlichen Analysepart immer wieder deutlich von diesen funktionalen Interessen abzugrenzen. Diesen Drahtseilakt konnte ich nur bewältigen, weil ich eine klare Vorstellung davon hatte, was letztendlich aus einer didaktischen Perspektive betrachtet, Ziel einer Schulentwicklung für diese spezielle Schulform sein konnte: die Entwicklung der beruflichen Handlungskompetenz von Schülerinnen und Schülern im Rahmen eines konstruktivistisch angelegten Szenarios zur Unterstützung von Selbstlernprozessen (Panke-Kochinke, 2011). Anhand dieser Leitidee ließen sich die an mich gerichteten Ansprüche sortieren und bewerten. Der Referenzpunkt meiner Entscheidungen für die Wahl des methodischen Vorgehens im Rahmen der empirischen Analyse, der Strategien der Vermittlung von Ergebnissen und der Präsentation von Ergebnissen nach außen folgte diesem inhaltlichen Leitmodell.

2.2.2. Methodische Entscheidungen

Welche methodischen Entscheidungen wurden getroffen? Als Rahmenkonzept diente die qualitative Evaluationsforschung (Flick, 2006). Sie beinhaltet einen hohen Anteil an partizipativen Elementen (von Unger, 2014). Methodisch wurde die prozessorientierte Zugangsweise der Feldforschung gewählt (Girtler, 2001). Sie ermöglichte eine Anpassung der konkreten Datenerhebungsinstrumente an die Möglichkeiten und Grenzen des Untersuchungsfeldes.

Zunächst einmal erschien es notwendig, die Ausgangslage an beiden Schulen zu erheben. In Bezug auf meinen Referenzpunkt, die Verbesserung der beruflichen Handlungskompetenz von Schülerinnen und Schülern im Rahmen ihrer je spezifischen Pflegeausbildungen, war es wichtig, die Positionen der Lehrenden an den Schulen und der Schülerinnen und Schüler aus ihrer Innen-sicht zu erfassen. Dazu wählte ich die Form eines halbstandardisierten Frage-bogens (Kirchhoff, et al., 2001). Ich wollte erfassen, wie das Klima an den Schulen war, welche Vorstellungen Lehrende und Schülerinnen und Schüler voneinander hatten, welche pädagogischen Grundlagen das Handeln der Lehrenden leitete und wie sie mit den gegebenen curricularen Grundlagen der Schule zurechtkamen. Zudem erschien es mir sinnvoll, auf einen zentralen Konfliktpunkt, den Theorie-Praxis-Transfer, also die Vermittlung zwischen zwei Lernstandorten in der Schule und der jeweiligen Praxiseinrichtung, einzugehen. Es wäre zwar wünschenswert gewesen, hier auch die Positionen der Praxisanleitungen zu erfragen, das war allerdings organisatorisch kaum möglich – zumindest nicht mit den vorhandenen Ressourcen. Zudem ging es darum, ganz konkret nachzufragen, wo die Beteiligten (Schülerinnen und Schüler sowie Lehrende) einen Verbesserungsbedarf sahen. Perspektivisch nach einer Fantasie über die Schule der Zukunft zu fragen, diente dazu, das Idealbild zu rekonstruieren. Diesen halbstandardisierten Fragebogen konnte ich, so meine Vorüberlegung, immer wieder in bestimmten zeitlichen Abständen einsetzen, um herauszufinden, was sich geändert hatte oder konstant geblieben war.

Des Weiteren erschien es wichtig, auf mir zugänglichen Ebenen mitzubekommen und analysieren zu können, was wie an den Schulen in den Leitungs-gremien und Kollegien passierte. Zudem erhoffte ich mir davon eine

2. Einzelfallanalyse

Möglichkeit, Interventionen, die mir nach der Analyse des empirischen Materials als geeignet erschienen, einzubringen. Ich entschied mich zum einen an den Sitzungen des Steuerkreises der beiden Schulen regelmäßig teilzunehmen und mich zum andern an den Fortbildungstagen für Lehrende beider Schulen strukturierend zu beteiligen. Das erschien mir als eine gute Möglichkeit, um die Informationspolitik von der Leitungsebene auf die Aktionsebene des Lehrens und Lernens zu erfassen und zu begleiten. Als nach der Auswertung der ersten Fragebogenerhebung deutlich wurde, dass es vor allem ein curriculares Problem an der Schule A gab, das für Unzufriedenheit sorgte aber regulierbar erschien, entschied ich mich des Weiteren in einer der eingerichteten Arbeitsgruppen zur Curriculumentwicklung aktiv mitzuarbeiten. In dieser Arbeitsgruppe war eine der beiden Schulleitungen und Lehrende aus beiden Schulen vertreten. Dieser Zugang erwies sich als fruchtbar, weil auf diesem Wege ein Abgleich zwischen den Vorstellungen und Wünschen der Lehrenden sowie der Schulleitungen und meinen Ideen in einem frühen Stadium möglich war. So ergab sich durch diese wenigen Ansatzpunkte bereits ein Kommunikationskreis, in dem ich als wissenschaftliche Begleitung erleben konnte, wie Entwicklungsprozesse abliefen. Ich konnte diese nicht nur von außen analysieren sondern strukturierend mitgestalten Das ging nur, weil die Arbeit in dem Steuerkreis offen und konstruktiv war, die Fortbildungsveranstaltungen für die Lehrenden inhaltlich ergiebig und die Rückkopplungen für mich durchschaubar waren.

Neben diesem Grundmuster der Begleitung ergaben sich auf vielen verschiedenen Ebenen im Rahmen einer Feldforschung Informationen, Eindrücke und Gespräche mit den Schulleitungen, im Lehrerzimmer, während der Kaffee-pausen und in abendlichen Kneipengesprächen, die dieses Bild vervollständig-ten. Obgleich von mir angestrebt, blieb der Kontakt zu den Schülerinnen und Schüler allerdings weitgehend auf der Strecke.

Mit diesem eher leichten methodischen Gepäck und meiner beruflichen Erfahrung machte ich mich fast fünf Jahre lang auf die Spur der Entdeckung von Strukturen, Mustern und Prozessen, die die Schulentwicklung in Richtung auf eine Verbesserung der beruflichen Handlungskompetenz von Schülerinnen und Schüler verbessern oder behindern konnten. Ich war mir darüber im Klaren, dass ich wesentliche Bereiche, wie die Analyse des Ausbildungsortes Praxis oder eine stärkere Kontaktaufnahme zu den Schülerinnen und Schüler nicht umsetzen konnte. Diese Lückenmuster waren jedoch überschaubar.

Es wäre sicherlich hilfreich gewesen, strukturierte Beobachtungen oder Interviews und Gruppendiskussionen zu führen (Bohnsack, 2002; Bohnsack, 2010; Froschauer, et al., 2003; Lamnek, 2005). Man hätte die Schülerinnen und Schüler Lerntagebücher führen lassen können und man hätte regelmäßigere Fragebogenerhebungen durchführen können. Alles das war innerhalb des vorgegebenen zeitlichen und finanziellen Rahmens nicht möglich. Insofern bleibt im Rückblick die Unsicherheit bestehen, ob diese methodischen Zugriffe notwendige weitere Informationen erschlossen hätten.

2.2. Prozesselemente

In dem Zeitraum von 2011 bis 2015 wurden zwei Pflegeschulen in ihrem Entwicklungsprozess von mir wissenschaftlich begleitet. Wesentliche Schritte der Begleitung wurden dokumentiert und analysiert. Die Sortierung der Prozesselemente, wie sie für dieses Kapitel gewählt wurde, folgt im Wesentlichen dem Prozessverlauf und weist dabei auch inhaltliche Wiederholungen aus. So taucht z. B. das Thema Curriculumentwicklung in fast allen Prozessphasen auf. Zwei Fragebogenerhebungen rahmen die Prozessanalyse ein (Kapitel 2.2.1. und 2.2.5.). Angeordnet nach dem zeitlichen Ablauf wird anschließend der Prozess der Kompetenzentwicklung an Schule A beschrieben (Kapitel 2.2.2.) gefolgt von der Beschreibung der Kooperationsphase an beiden Schulen (Kapitel 2.2.3.) und einer anschließenden Phase der Curriculumentwicklung (Kapitel 2.2.4.).

2.2.1. Fragebogenerhebung 1

Es war in einem ersten Schritt nicht die Frage nach einer Schulentwicklung, die den Prozess der wissenschaftlichen Begleitung einleitete, sondern konkrete Probleme, die der Anlass für eine gewünschte Intervention waren. Die Stimmung im Lehrerkollegium an Schule A war nicht gut. Aus Sicht der Schulleitung war der Unterricht einiger Lehrender nicht zeitgemäß. Der erste Schritt sollte eine Art Methodeninput sein, um durch mehr Wissen andere Unterrichts-verläufe zu initiieren. In ersten Gesprächen mit der Schulleitung wurde erkennbar, dass weitere Probleme vorhanden waren: das Curriculum war offensichtlich ein dauernder Konfliktpunkt. An der Wand des Lehrerzimmers hing eine lange Reihe von Plänen. Dort waren die Lernfelder und – minutiös festgehalten – die dazu gehörenden Inhalte aufgelistet. Lehrende sollten immer abzeichnen, wenn sie den jeweiligen Inhalt *abunterrrichtet* hatten. Diese Regelung war offensichtlich schon unterlaufen worden. Dazu gab es einen Ordner, in dem die Lernsituationen gesammelt wurden. Des Weiteren gab es lange Zuordnungslisten über Inhalte und wer wann was davon zu unterrichten habe. In Gesprächen mit Lehrenden im Lehrerzimmer wurde deutlich, dass dieses selbst entwickelte Curriculum zumindest Konfliktstoff bot. Was die Stimmung unter den Lehren-den anging, ließ sich das nur aus der Aussage der Schulleitung und ihrer Stell-vertretung erfassen.

Wie also sollte ich vorgehen, um die Ausgangslage an dieser Schule aus der externen Position zu erfassen? Es fehlte die Sicht der Lehrenden. Und es fehlte die Sicht der Schülerinnen und Schüler. Eine Fragebogenerhebung erschien angemessen, um die Ausgangslage erst einmal zu erfassen.

Da bereits konkrete Überlegungen bestanden, dass die beiden Schulen A und B kooperieren sollten, bot es sich an, in der Schule B die gleiche Erhebung der Ausgangslage durchzuführen. Damit war grundsätzlich die Möglichkeit für einen Vergleich gegeben. Zudem Es ließ sich zudem erschließen, welche grundlegenden Gemeinsamkeiten für eine mögliche Kooperation an den beiden Schulen bereits vorhanden waren und wo Prozesse der Angleichung am ehesten ansetzen konnten.

Um in einem ersten Schritt die Ausgangslage an beiden Schulen zu erfassen, wurde also ein Fragebogen entwickelt, der sowohl an die Schülerinnen und Schülern als auch mit leichten Veränderungen an die Lehrenden gegeben wurde. Der Fragebogen war so angelegt, dass das Interesse vor allem der Schüle-rinnen und Schüler geweckt werden sollte. Eine Vielzahl von Bildern und Symbolen, offene Fragen, auszufüllende Wunschbäume, Zukunftsgeschichten, die Aufforderung Bilder zu zeichnen und sich damit anderer Verständigungs-mittel als nur der Worte zu bedienen, wurde eingesetzt. Die Auswertung folgte für die geschlossenen Fragen den klassischen Vorgaben der quantitativen empirischen Sozialforschung (Kirchhoff, et al., 2001; Kromrey, 2006). Die offenen Fragen wurden mithilfe einer immanenten Kodierung erfasst und deskriptiv dargestellt.

2. Einzelfallanalyse

Im Folgenden werden lediglich aus Gründen der Lesbarkeit zentrale Ergebnisse im Vergleich beschrieben. Eine ausführliche Dokumentation befindet sich in den unveröffentlichten Zwischenberichten über den Verlauf der wissenschaftlichen Begleitung.

2.2.1.1. Vergleich der beiden Schulen 2011

Zwei Ausbildungsgänge wurden im Jahre 2011 an der Schule A von insgesamt 18 Lehrenden unterrichtet: Altenpflege und Pflegeassistenz. Die Gesamtzahl der Schülerinnen und Schüler betrug im Ausbildungsjahr 2010/2011 insgesamt 183. Von ihnen wurden insgesamt 151 Fragebögen ausgefüllt. Der Rücklauf betrug also 82,5 %. Von den Lehrenden wurden 10 Fragebögen ausgefüllt zurückgegeben. Der Rücklauf betrug also 55,6 %. An der Schule B mit einem Ausbildungszweig, der Gesundheits- und Krankenpflege, unterrichteten in diesem Schuljahr 2010/2011 7 Lehrende 74 Schülerinnen und Schüler. Alle 7 Lehrenden füllten den Fragebogen aus (Rücklauf 100%). Von den Schülerinnen und Schülern wurden 65 Fragebögen ausgefüllt zurückgegen. Das entspricht einer Rücklaufquote von 87,8 %.

Welche Ergebnisse lassen sich im Vergleich festhalten? Die Atmosphäre erschien an beiden Schulen aus der Sicht der Beteiligten Lehrenden und Schülerinnen und Schüler als gut. Während Schule A bei ihren Wünschen nach Verbesserung den Wohlfühlaspekt in den Vordergrund rückte, waren die Schülerinnen und Schüler der Schule B eigentlich schon zufrieden mit dem, was sie hatten. Das zeigte sich in ihren Zukunftsvorstellungen: eigentlich könne alles so weiterlaufen, wie bisher.

Eine Haltung der Wertschätzung kennzeichnete das Verhältnis zwischen Lehrenden und Lernenden. Das hieß allerdings für Schule A etwas leicht anderes als für Schule B. In der Schule A war ein eher traditionelles Schülerbild erkennbar. Die Schülerinnen und Schüler sollten Pflegehandlungen üben, in Gruppen arbeiten, aufmerksam sein, lernwillig aber auch teamfähig und verantwortungsbewusst. An der Schule B erwarten die Lehrenden von ihren Schülern eher Teamfähigkeit, Freundlichkeit und Verantwortungsbewusstsein. Das verweist auf den Wunsch nach einer mehr eigenständigen Schülergruppe.

Einig waren sich die Schülerinnen und Schüler an beiden Schulen darüber, dass vor allem Freundlichkeit, eine kommunikative Haltung und ein

2. Einzelfallanalyse

Sich-Kümmern zu der Ausstattung eines idealen Lehrenden gehören. Der Begriff des Sich-Kümmerns erweist sich als eine interessante Kategorie, wenn es darum geht, die pädagogische Haltung der Lehrenden und das Anspruchsverhalten der Schülerinnen und Schüler miteinander abzugleichen.

An beiden Schulen wurden, wenn auch mit einer unterschiedlichen Schwerpunktsetzung, Aspekte einer Ermöglichungsdidaktik erkennbar: man lernt, indem man etwas interessant vermittelt und so in die Lage versetzt wird, eigene Entscheidungen zu treffen. Das sind Grundlagen für die Entwicklung einer beruflichen Handlungskompetenz. In Kongruenz zu dem vorab formulierten Schülerbild waren die Aspekte des selbstorganisierten Lernens jedoch stärker in Schule B erkennbar.

In Bezug auf die Lernfelder und Lernsituationen waren die Lehrenden an Schule B eher in der Lage, die didaktische Funktion dieses Konzeptes zu erfassen. Demgegenüber waren an beiden Schulen die Einschätzungen der Schüle-rinnen und Schüler darüber, ob ihnen das Lernen in Lernfeldern und Lernsituationen sinnvoll erschien oder nicht, eher in Gefühlskategorien begründet.

Das Verhältnis zwischen den beiden Lernstandorten wurde an beiden Schulen und von beiden Gruppen (den Lehrenden und den Schülerinnen und Schülern) als problematisch eingeschätzt. Der Theorie-Praxis-Transfer war für sie mit einer Reihe von Stolpersteinen versehen. Als Lösungsmuster bliebe die Reflexion der Praxis, die von den Schülerinnen und Schülern gewünscht wurde. Die Praxisanleitung war für sie ein zentraler Ansatzpunkt, um Verbesserungen zu erreichen.

An Schule A kam ein weiteres zentrales Problem hinzu. Die Schülerinnen und Schüler fühlten sich in dem Versuch, den Spagat zwischen Schule und Praxis zu lösen, in Teilen von den Lehrenden nicht nur alleine gelassen sondern auch reglementiert. Wenn sie Lehrende darauf hinwiesen, dass das, was sie in der Praxis taten nur in einem geringen Umfang dem entsprach, was in der Schule gelernt wurde, wurden sie dafür kritisiert, dass sie etwas Regelwidriges taten. Das führte dann dazu, dass sie nicht mehr bereit waren, diese Probleme, die ja eine Grundlage für eine Reflexion der Gründe gewesen wären, einzubringen.

Erneut personifizierten in beiden Schülergruppen eine Reihe von Schülerinnen und Schülern die erfahrenen Probleme: es wären die alternden, unflexiblen Pflegenden oder die kaum ansprechbaren Praxisanleiterinnen und -anleiter, die die Probleme verursachten. Die Lösungsansätze lagen ebenfalls auf dieser persönlichen Ebene: wenn man keine angemessene Unterstützung bekäme, dann müsse man die Probleme eben alleine lösen.

2.2.1.4. Ergebnisse und Zielbestimmung

Folgende Ergebnisse lassen sich herauskristallisieren, die im Vergleich der beiden Schulen miteinander Hinweise darauf geben können, wie man eine Schulentwicklung sinnvoll begleiten kann. In einem ersten Schritt geht es um die Frage der didaktischen Konstruktion und des pädagogischen Hintergrundes. Die positiven Ansatzpunkte werden in Thesenform hervorgehoben. Sie bieten im Sinne einer Ressourcenorientierung den Ansatzpunkt für eine mögliche Veränderung. Eine strukturell bedingte Problemlage wie zum Beispiel der ge-störte Theorie-Praxis-Transfer, wird so zwar nicht lösbar; es lassen sich aller-dings Wege aufzeigen, die Schulen gehen können, um die auf der Seite der Schülerinnen und Schüler erlebten Behinderungen zu verringern. In einem zweiten Schritt werden die entsprechenden inhaltlichen Fragen diskutiert.

1. Lehrende loteten ihr Verhältnis zu den Schülerinnen und Schülern aus, indem sie ihnen eine mehr oder weniger große Selbstständigkeit bereits zutrauten. Sie gingen dabei von einem pädagogisch unterfütterten Menschenbild aus, das durch den Begriff der Wertschätzung gekennzeichnet war. Die Spanne zwischen gewünschter und tatsächlich vorhandener Selbstständigkeit definierte ihre pädagogische Haltung.
2. Sie gingen dabei grundsätzlich von einem Konzept der Ermöglichungsdidaktik aus und deuteten Lernprozesse als Entwicklungsprozesse, die für die Schülerinnen und Schüler eine zentrale Grundlage zur Erlangung von beruflicher Handlungskompetenz darstellten. So ermöglichten sie Lernprozesse, verhinderten diese aber ebenso. Die Frage, was genau eigentlich Schülerinnen und Schüler brauchten, damit sie sich entwickeln können, wurde je nach Menschen- und damit Schülerbild beantwortet. Der Faktor des selbstgesteuerten Lernens galt in diesem Sinn nicht nur für die Schülerinnen und Schüler, sondern für die Lehrenden und die Verarbeitung ihrer Erfahrungen.

2. Einzelfallanalyse

3. Schülerinnen und Schüler erwarteten von Lehrenden ein für sie ausgewogenes Maß an Freundlichkeit, eine kommunikative Haltung und einen Faktor des Sich-Kümmerns, die ihnen Anerkennung, Wertschätzung und Unterstützung in einem Maße zukommen lassen sollte, wie sie sie für sich benötigten. Sich-Kümmern bezeichnete einen zentralen Aspekt, der auf das Maß der Unterstützung verweist. Zwischen einer eher mütterlich konnotierten negativen Abhängigkeit und einer umfassend überschätzenden Freiheit changierte die Ermöglichung von Lernprozessen. Schülerinnen und Schüler fühlten sich so am Lernstandort Schule erst dann wohl, wenn sie sich angemessen betreut sahen. Das hatte zum einen etwas mit der Atmosphäre an der Schule zu tun. Der Wohlfühlaspekt richtete sich dabei nach unterschiedlichen Faktoren. Das hatte für sie aber etwas mit der Lernatmosphäre zu tun. Sie sahen es als förderlich an, wenn sie so viele Freiheiten im Lernprozess zugestanden bekamen, wie sie verkraften und ausfüllen konnten.
4. Es war den Schülerinnen und Schülern eigentlich egal, ob sie in Lernfeldern und Lernsituationen oder in Fächern oder nach anderen didaktischen Konzepten unterrichtet wurden. Sie bewerteten das Lernen an der Schule vor allem auf der Gefühlsebene danach, ob und wie sie damit organisatorisch zurechtkamen und ob ihnen das Gelernte in der Praxis irgendwie nützte. Es ging ihnen im Wesentlichen vor allem darum, dass es ihnen dabei gut ging im Sinne einer Orientierung und Lernstruktur, die sie als Ganzes für sich nachvollziehen konnten. Verwirrung erzeugten dann weniger die Inhalte, sondern einzig und al-leine die Organisation derselben.
5. Schule und Praxis passten für die Schülerinnen und Schüler einfach nicht zusammen. Es waren zwei unterschiedliche Welten, mit denen sie konfrontiert wurden. Sie empfanden einen mehr oder weniger ausgeprägten Spagat zwischen den beiden Lernstandorten. Und sie warenbestrebt, diesen Spagat für sich persönlich einigermaßen lebbar zu machen. Das Maß des Unbehagens und der Probleme, die damit entstanden, waren für sie von Seiten des Lernstandortes Schule dann beeinflussbar, wenn eine Reflexion dieser Praxis stattfand.

2. Einzelfallanalyse

Formuliert man diese Ergebnisse in Form von Anforderungsprofilen, mit denen sich eine Schulentwicklung implizit vor dem Hintergrund der von den Beteiligten selbst formulierten Einschätzungen auseinandersetzen muss, dann sind folgende zentrale Aussagen festzuhalten:
1. Eine förderliche pädagogische Haltung besteht darin, das notwendige Maß an Unterstützung und Selbständigkeit auszuloten.
2. Eine Lernatmosphäre der Anerkennung, Wertschätzung und Unterstützung ermöglicht Lernprozesse.
3. Die Ermöglichungsdidaktik ist eine tragfähige didaktische Grundlage, um in der beruflichen Bildung Prozesse des selbstgesteuerten Lernens zu initiieren.
4. Die Organisation einer Lernstruktur, die für die Lernenden eine gefühlsmäßig nachvollziehbare Orientierung bietet ist ein wichtiger Aspekt des didaktischen Konzeptes.
5. Eine Reflexion der Praxis in der Schule ist eine zentrale Aufgabe, um die Schülerinnen und Schüler bei ihrem Spagat zwischen zwei Lernstandorten zu unterstützen.

Geht man einmal davon aus, dass der Erwerb der beruflichen Handlungskompetenz das leitende Ziel der Pflegeausbildung ist (Panke-Kochinke, 2011), dann muss man sich im Rahmen der didaktischen und pädagogischen Grundlagen fragen, wie man die von den Beteiligten benannten Probleme steuern kann.

Für Schule A konnte eindeutig herausgearbeitet werden, dass es zwei zentrale Probleme gab: die Organisation des Lehrplanes und den Theorie-Praxis-Spagat. Diese Probleme lagen auf unterschiedlichen Ebenen und hatten einen unterschiedlichen Schweregrad. Für Schule B stellte der letztgenannte Punkt ebenfalls ein Problem dar.

2.2.2. Kompetenz (Schule A)

Wie konnte ich nun im Rahmen einer Schulentwicklung diese beiden Probleme zumindest in eine Lösungsrichtung bewegen? Es erschien geraten, zunächst einmal das innerschulische Problem zu lösen bzw. zumindest in seinen negativen Auswirkungen abzuschwächen.

2. Einzelfallanalyse

In Gesprächen mit der Schulleitung und ihrer Stellvertretung kristallisierten sich unter Beachtung der strukturellen Vorgaben der Schulorganisation und neben dem als unbefriedigend erlebten Theorie-Praxis-Transfer zwei schulinterne Problemfelder heraus, die mit den Ergebnissen der Fragebögen überein-stimmten und an denen angesetzt werden konnte:
1. die organisatorische Abstimmung zwischen Lernfeldern und Lernsituationen und
2. die inhaltliche Weiterentwicklung des schulischen Curriculums.

Beide Probleme erschienen in einer berechenbaren Zeitspanne real lösbar. Folgender Weg wurde eingeschlagen: Durch den Fragebogen war erkennbar geworden, dass die Schülerinnen und Schüler Schwierigkeiten hatten, Lernfelder und Lernsituationen miteinander in Beziehung zu setzen. Sie erlebten eher eine Situation, in der durch häufigen Lehrerwechsel in einer Lernsituation und die Tatsache, dass eine Lernsituation mehreren Lernfeldern zugeordnet war, nicht mehr genau erkennbar wurde, wie Lernfelder und Lernsituationen inhaltlich zusammenhingen und auf welcher Grundlage eigentlich wie Bewertungen vorgenommen und Noten vergeben wurden. Dass Lernsituationen an sich als Beispiele interessant bzw. anschaulich waren, gaben sie demgegenüber positiv an. Diese Unklarheit spiegelte sich sowohl in den Definitionsversuchen der Lehrenden als auch der Schülerinnen und Schüler wieder. So bezeichneten die Lehrenden z. B. Lernfelder als Bereiche, in denen Inhalte dargestellt wurden. Lernsituationen wurden von ihnen definiert als exemplarische Situationen aus der Praxis. Für Schülerinnen und Schüler waren beide Formen einfach Methoden, um Lernbereiche miteinander zu verbinden: eine Thematik werde aufgegriffen und ausgearbeitet.

Wenn also Lernfelder eigentlich nur ein Auffangbecken für Inhalte waren und die Schülerinnen und Schüler sie als eine Methode verstanden, wie man Lernbereiche ordnet, dann war erkennbar, dass damit in der Konklusion dieser beiden Sichtweisen eigentlich nur noch ein Gebilde übriggeblieben war, dass als Auffangbecken für Inhalte diente. Welche Inhalte das letztendlich waren, wurde nicht didaktisch bestimmt, sondern eher nach einer Sortierungspraxis entschieden, die nur darauf achtete, dass nichts vergessen wurde. Zudem blieben die individuellen inhaltlichen Schwerpunkte der Lehrenden ebenso bestehen wie ihre gefühlte Fachspezifik. Medizinische Grundlagen in den Lehrplan didaktisch zu integrieren hätte so z.B. bedeutet, dass man nach dem Sinn für die berufliche Handlungskompetenz in dem pflegerischen Beruf gefragt und sich dann entsprechend auf eine begründete Exemplarik in der Reduktion dieser Inhalte hätte berufen müssen. Das war nicht geschehen.

Die Lernsituationen waren weniger didaktisch heruntergebrochene zentrale Problemlagen des Berufsfeldes Pflege, die exemplarisch eingebracht wurden, sondern in den Köpfen der Lehrenden entstandene Beispiele dafür, was man alles einer fiktiven Person an situativen Problemen andichten konnte. Den Schülerinnen und Schülern fiel diese Inkongruenz auf, weil sie selbst, im Gegensatz zu den meisten Lehrenden, auf aktuelle pflegerische Praktiken zurück-greifen konnten. Die Lernsituationen wurden von den Lehrenden eher danach ausgesucht, ob sie eine Reihe von Themen respektive Inhalten berücksichtigten, die sie für wichtig hielten. Auf diesem Wege versteckte sich hinter dem organisatorischen Problem ein inhaltliches. Die unübersichtliche Organisation der Lernfelder und der Lernsituationen war gekennzeichnet durch ein fehlendes Passungsverhältnis zwischen beiden.

Strategisch erschien es wenig geschickt, die erfassten Probleme durch ein von außen aufgesetztes neues Curriculum lösen zu wollen. Es war erkennbar, dass ein Teil der Lehrenden zwar mit der Umsetzung des eigenen Curriculums unzufrieden, allerdings weniger bereit war, das Curriculum selbst und damit die Arbeit, die in der Konstruktion desselben steckte, aufzugeben. Verändert hatte sich die Situation auch deshalb, weil eine Reihe neuer Lehrender eingestellt worden waren, die diesen Lehrplan nicht selbst mit entwickelt hatten und Mühe hatten, ihn umzusetzen.

Eine nachhaltige Schulentwicklung konnte – und das trifft nicht nur auf dieses Lehrerteam zu – nicht umgesetzt werden, wenn man diese Entwicklung nicht gemeinsam gestaltete.

Also wurden in einem ersten Schritt die Ergebnisse der Fragebogenauswertung für alle gemeinsam zurückvermittelt. Das, bereits gut lief und das, was problematisch war, wurde nebeneinander gestellt. In einem zweiten Schritt wurde gemeinsam geklärt, ob ein Verbesserungsbedarf vorhanden ist und wer und wie man den umsetzen sollte. Nachdem eine Entscheidung getroffen worden war, Verbesserungen gemeinsam zu erarbeiten, wurde ein zweiter Fortbildungstag festgelegt, um herauszufinden, wie man eine Curriculumentwicklung sinnvoll gestalten konnte.

2. Einzelfallanalyse

Durch dieses Vorgehen wurde den Lehrenden die Angst genommen, es müsse sich sofort alles ändern und man müsse ein neues Curriculum einführen. Das hätte erneut zusätzliche Arbeit bedeutet und vermutlich an dem Grund-problem wenig geändert.

2.2.2.1. Herstellung der inneren Sicherheit

Im weiteren Vorgehen wurde für die Schule A ein eher spielerisches Vorgehen gewählt. Wir basteln uns ein Curriculum war der Titel der Veranstaltung. Ziel war es diesmal, auf eine eher lustvolle und angenehme Weise herauszuarbeiten, welche Sortierungspraktiken die Lehrenden bereits einsetzten und wo sich eventuell Verbesserungen durchführen ließen. Sie erhielten ein Portfolio, das sie für sich fortführen sollten. Damit verbunden waren mehrere Arbeitsaufträge. In einem ersten Schritt wurden sie gebeten für sich und den Bereich, in dem sie unterrichteten, aus der Erinnerung aufzuschreiben, welche Inhalte sie vermittelten. An den Inhalten anzusetzen erschien sinnvoll, weil das die zentrale Sortierungspraxis war, die sich in der Systematik des bisherigen Curriculums bereits erkennen ließ.

In einem zweiten Schritt wurden die Lehrenden aufgefordert, sich in Gruppen zu je maximal fünf Personen zusammenzusetzen. Sie sollten nun vor dem Hintergrund der von ihnen eingebrachten Inhaltsaspekte gemeinsam curriculare Grundlagen entwickeln und diese anschließend für ihre jeweilige Gruppe in der Form eines Stationenlernens präsentieren.

In einem dritten Schritt sollten dann die im Portfolio einzeln aufgeführten Inhalte und Kompetenzziele der gesetzlichen Grundlagen und Rahmenrichtlinien mit den eigenen erfahrungsgenerierten Inhalten und Kompetenzzielen verglichen werden. Dieser Weg war gewählt worden, um den Lehrenden zu zeigen, wie sie zu einer Entschlackung der Inhalte kommen konnten und ihnen zugleich Sicherheit darüber zu vermitteln, dass trotzdem keine wesentlichen Aspekte vergessen wurden. Erneut wurden die jeweiligen Gruppenergebnisse vorgestellt. Als eine Form des entdeckenden Lernens wurde den Lehrenden auf diesem Wege deutlich, dass wesentliche Inhalte und Kompetenzziele in der entsprechenden Kompatibilität mit den gesetzlichen Grundlagen bereits vorhanden waren. Die Ergebnisse dieses Entwicklungsschrittes wurden zusammengefasst und den Lehrenden zu Beginn einer dritten Fortbildung präsentiert.

2.2.2.2. Integration der Lernsituationen

Planung

Bewusst war in diesem ersten Fortbildungsschritt die didaktische Struktur des Curriculums, die auf dem Konzept der Lernfelder gründete, zunächst einmal nicht in Frage gestellt worden. Es erschien nicht sinnvoll, alle Probleme auf einmal angehen zu wollen, sondern sich schrittweise unter Beachtung der vorhandenen Ressourcen der Lösung zu nähern.

Das sichtbarste organisatorische Problem bestand, so das Ergebnis der Analyse des Fragebogens, darin, dass die Lernsituationen nicht einzelnen Lernfeldern zugeordnet wurden und zudem mehrere Lehrende in einer Lernsituation nicht unbedingt koordiniert, sondern nach einem an der Schule entwickelten Inhaltsschlüssel unterrichteten. Den Lehrenden wurde nach Absprache mit der Schulleitung folgender organisatorische Vorschlag gemacht: jede der bereits entwickelten etwa vierzig Lernsituationen sollte einem Hauptverantwortlichen aus dem Lehrerteam zugeteilt werden. Jeder Lehrende war so für höchstens drei Lernsituationen zuständig. Zuständig hieß in diesem Fall, die Organisation der Durchführung zu überwachen, die Einbindung in das Lernfeld zu vollziehen, die Notengebung zu kontrollieren und die Absprachen mit den weiteren Lehrenden, die an dieser Lernsituation beteiligt waren, zu übernehmen. Die Anzahl der in einer Lernsituation tätigen Lehrenden sollte durch eine inhaltliche Schwerpunktsetzung reduziert werden. Die Zuständigkeit und damit Auswahl der Lernsituationen sollte entsprechend der eigenen Fachlichkeit vorgenommen werden. Die bereits bestehenden sehr arbeitsaufwendigen Einzelkonferenzen für Lernsituationen sollten aufgegeben werden. Jede Lernsituation sollte – und das war eine Aktion, die gemeinsam durchgeführt werden musste – einem Lernfeld zugeordnet werden. Damit ließen sich zwei Problemstellen beseitigen: zum einen die Inkongruenz zwischen Lernfeld und Lernsituation und zum andern die hohe Anzahl von Lehrenden, die in jeder Lernsituation tätig waren.

Von Seiten der Schulleitung und ihrer Stellvertretung war die Vorgabe gemacht worden, dass sich an dem Einsatzplan der Lehrenden für das neue Schuljahr nichts Wesentliches mehr ändern lässt. Der computergesteuerte Terminplan stand also fest. Eine weitere Vorgabe war, dass der Unterricht für die neuen und die bereits an der Schule befindlichen Schülerinnen und

Schüler weiterlaufen müsse. Der Lehrplan konnte in dem kommenden Schuljahr nicht mehr geändert werden. Es ging also darum, in diesem festgefügten formalen Rahmen, der eigentlich der Segmentierung von Lerninhalten erneut Vorschub bot, eine Form der ersten Veränderung des inhaltlichen Curriculums zu implementieren.

Die Lernsituationen waren zeitlich nicht festgelegt, sondern allenfalls bestimmten Ausbildungsjahren zugeordnet worden. Wenn es gelang, die Koordinierungsaufgabe zwischen den Lehrenden zur Bearbeitung der Lernsituationen zu reduzieren, konnte damit die Abhängigkeit von den Rahmenbedingungen zumindest ansatzweise gelöst werden. Damit war zwar erst einmal an der inhaltlichen Struktur der von den Lehrenden entwickelten Fallbeispiele – denn um Lernsituationen handelte es sich eigentlich kaum – nicht gerüttelt, dieselbe aber eigentlich als eine notwendige und zwingende vorbereitet worden.

Eine weitere Fortbildung sollte angesetzt werden, die die Organisation und bedingt auch inhaltliche Neuordnung der Lernsituationen zum Thema hatte. Erneut stand das methodische Prinzip des Spielerischen im Vordergrund. Aus dem Pool der Lernsituationen sollten sich die Lehrenden jeweils ihre drei Wunschlernsituationen suchen. Wenn Doppelungen auftraten, dann sollten die entsprechenden Lehrenden sich untereinander verständigen, wie sie damit um-gehen wollten.

In einem weiteren Schritt sollten die Inhalte bzw. die Konstruktion der als Lernsituationen genutzten Fallbeispiele selbst so weit reduziert werden, dass sie von der/dem verantwortlichen Lehrenden in einem großen Umfang selbst zu unterrichten waren. Inhalte, die als unbedingt notwendig angesehen wurden, aber nicht selbst unterrichtet werden konnten, sollten in Absprache mit anderen Lehrenden vermittelt werden. Lernziel in diesem Verfahren war es zum einen, über das eigene Interesse und die Einschätzung der eigenen Kompetenzen einen verantwortungsvollen Umgang mit einem Teil des Curriculums zu bekommen und die eigenen Kompetenzen im Sinne einer Einschätzung dessen, was leistbar war und was nicht zu erweitern. Die inhaltliche Zusammenarbeit sollte sich auf diesem Wege verbessern. Die klaren Zuständigkeiten sollten verhindern, dass die Schuld für etwas, was nicht klappte, problemlos auf ein anonymes System geschoben werden konnte.

In einem dritten Schritt sollte dann darauf hingearbeitet werden, ein Verständnis darüber zu vermitteln, welche didaktische Funktion eigentlich Lernsituationen haben. Zwei Modelle der Umsetzung sollten vorgestellt und dann zur Diskussion gestellt werden: zum einen problemorientierte exemplarische Handlungssituationen, die zu Lernsituationen aufgearbeitet wurden (Kooperationsverbund, 2006) und zum anderen entsprechend dem System der vollständigen Handlung Prozessabläufe in der Pflege, die zu bearbeiten waren. Eine didaktische Denkweise sollte an Beispielen praktisch eingeübt werden. Die bereits vorhandenen Lernsituationen resp. Fallbeispiele sollten auf ihre didaktische Qualität hin geprüft werden. Eine Entscheidung, wie die Lehrerinnen- und Lehrerteams mit diesen in der Zukunft umgehen wollten, konnte vorbereitet werden.

Umsetzung
Der erste Tag nach den Ferien. Die Schulleitung der Schule A hatte vor Beginn des regulären Unterrichtes zwei Präsenztage angesetzt und einer davon war als Fortbildung dem Thema Schulentwicklung gewidmet. Bevor eine konkrete Arbeit an den Lernsituationen beginnen konnte, mussten in einem ersten Schritt alle anwesenden Lehrenden über den aktuellen Stand der Begleitforschung und Perspektiven für das weitere Vorgehen informiert werden. Ziel war es, dass alle Lehrenden den gleichen Informationsstand bekamen und vor diesem Hinter-grund eine gemeinsame Entscheidung getroffen werden konnte, was nun in der Zukunft geschehen sollte. Es war wichtig, die Logik des möglichen weiteren Vorgehens als eine Herleitung aus den Ergebnissen des Fragebogens zu verstehen. Ansatzpunkte für eine Schulentwicklung sollten nicht als Phantasie der externen Begleitung erscheinen, sondern sich erkennbar aus der immanenten Logik der Schule entschlüsseln. Damit war ein Schritt der kommunikativen Validierung verbunden. Aus dem Vergleich der Fragebogenergebnisse der Schulen A und B ließen sich zudem Ressourcen erkennen, die auf dem Weg zur Bearbeitung der erfassten Problemstellen eingesetzt werden konnten. Zwei zentrale Probleme waren ja, wie bereits erwähnt, erfasst werden: die Organisation des Lehrplans und der Theorie-Praxis-Spagat. Folgende Ressourcen waren erkennbar geworden, die nun in der Form von Zielen formuliert werden konnten.

2. Einzelfallanalyse

- Eine förderliche pädagogische Haltung besteht darin, das notwendige Maß an Unterstützung und Selbständigkeit gegenüber den Schülerinnen und Schülern auszuloten.
- Eine Lernatmosphäre der Anerkennung, Wertschätzung und Unter-stützung ermöglicht Lernprozesse.
- Die Ermöglichungsdidaktik ist eine gute didaktische Grundlage, um in der beruflichen Bildung Prozesse des selbstgesteuerten Lernens zu initiieren.
- Die Organisation einer Lernstruktur, die für die Lernenden eine gefühlsmäßig nachvollziehbare Orientierung bietet ist ein wichtiger Aspekt des didaktischen Konzeptes.
- Eine Reflexion der Praxis in der Schule ist eine zentrale Aufgabe, um die Schülerinnen und Schüler bei ihrem Spagat zwischen zwei Lernstandorten zu unterstützen.

In einem zweiten Schritt ging es darum, den Begriff von Schulentwicklung als Möglichkeit zu erfassen, den bisherigen Weg zu beschreiben und kurzschrittige handlungspraktische Ziele festzulegen. Diese Erarbeitungsphase zu öffnen und ihr ein hinreichendes Maß an Zeit zu geben, erwies sich im Nachhinein als außerordentlich wichtig. Einen gemeinsamen Weg als Team gehen zu können, setzte voraus, dass die Lehrenden real auch in die Lage versetzt wurden, sich gemeinsam für einen Weg zu entscheiden. Die Ergebnisoffenheit der Entscheidung war dabei wichtig. Erst dann, wenn die Mehrheit entweder bereit war, diesen Weg zu gehen oder zumindest ihre Probleme damit explizieren konnte, war, so die Vorannahme, eine Teamentwicklung möglich.

Um die Entscheidungsfindung vorzubereiten, wurde noch einmal genau der Weg, der zu dem Vorschlag der externen Begleitung geführt hatte, ausgeführt. Dieser Vorschlag wurde explizit als ein von außen kommender Vorschlag, nicht als eine bereits feststehende Wegbeschreibung eingebracht. In einzelnen Sequenzen wurden die Wege zum gewählten Ansatzpunkt einer Veränderung der Lernsituationen erläutert. Dieser Vorschlag löste zunächst äußerst gemischte Gefühle aus, die die Sachstandsdiskussion beeinflussten. Alle Positionen waren vertreten:

- eine wehmütige Sicht oder leichte Wut darauf, dass und wie viel Arbeit man investiert habe und dass man sich davon nur schwer verabschieden könne,
- eine Sichtweise, die explizierte, dass damit ja letztendlich dankens-werterweise der alte Fächerkanon wieder eingeführt werden könne, was man ja schon immer gesagt und gewollt habe
- Trauer über die nicht mehr stattfindenden Konferenzen zur Koordinierung der Lernsituationen.
- schlichte Verwirrung über das, was jetzt passierte oder passieren sollte

So brachen dann bereits an diesem Punkt und damit noch handhabbar für mich als wissenschaftliche Begleitung, exemplarisch grundlegende Haltungen der Abwehr, Zustimmung, Gleichgültigkeit oder vorsichtigen Erneuerungsbereitschaft auf. Die Diskussionen über den Sinn der eigenen Arbeit, den Sinn der Arbeit für die Schülerinnen und Schüler, Konflikte innerhalb des Lehrerteams und zwischen Schulleitung und Lehrenden wurde erstmals offen geführt.

Die anwesenden Lehrenden einigten sich durch Abstimmung darauf, die vorgeschlagene Planung für das weitere Vorgehen zu übernehmen. Die Lernsituationen wurden verteilt. Jeder/ jede Lehrende/r suchte sich entsprechend seiner/ihrer Selbsteinschätzung drei Lernsituationen aus. Die Ergebnisse der Auswahl wurden an der Tafel festgehalten. Es stellte sich heraus, dass es Lernsituationen gab, die bis zu vier Lehrende bearbeiten wollten. Und es stellte sich heraus, dass bestimmte Lernsituationen nur vor dem Hintergrund der Frage nach dem Interesse, keinen Betreuer gefunden hatten.

Nachdem dieses Ergebnis allen sichtbar vorlag, brachen zum zweiten Mal die bereits schon vorher spürbaren Konflikte auf und zwar an scheinbar unwichtigen Stellen z.B. der Frage der Organisation des Tafelbildes oder der Auseinandersetzung darüber, ob es sich nun um echte oder fiktive Entscheidungen handeln sollte, weil ja die Stundenverteilungspläne bereits vorlagen. In diesem Moment ging es eindeutig darum, wer diese als Chaos empfundene Situation leiten und wie Münchhausen an seinen eigenen Haaren aus dem Sumpf ziehen konnte und wollte. Jeder handelte seiner Rolle entsprechend und bisweilen wurden Anschuldigungen an mich als wissenschaftliche Begleitung formuliert: Was ich ausgelöst hätte, solle ich auch sortieren und

2. Einzelfallanalyse

sagen, wo und wie es weitergehen sollte. Das war der Moment, der in einer Teamentwicklung zumindest in einer so frühen Phase entscheidend ist. Das Team konnte lernen, gemeinsam und konstruktiv Entscheidungen zu fällen und sich nicht auf eine externe Leitung als Übertragungsfigur zu verlassen. Zu diesem Team gehörte jetzt auch die Schulleitung. Ihre Aufgabe war es zu erkennen, dass alleine das Festsetzen von Regeln auf der Leitungsebene an diesem Punkt nicht wirksam sein konnte. Am Ende des Prozesses fand eine einfache demokratische Abstimmung statt. Die Öffentlichkeit der Abstimmung machte für das Team deutlich, wer sich in welcher Richtung entschieden hatte. Aus der Kritik, der Unzufriedenheit, der Sehnsucht danach, dass alles so bleiben sollte, wie es bereits war und dem heimlichen Triumpf, dass man diese Entwicklung sowie hätte vorhersagen können, wurde eine diskutierbare Entscheidung. Die Aufteilung der Lernsituationen in die Verantwortung einzelner Lehrender erfolgte anschließend selbstorganisiert durch die Lehrenden.

Dann ergab sich eine dritte Stufe der Eskalation durch die Frage, welchen Sinn es denn habe, Lernsituationen zu sortieren, die gar nicht unbedingt einen erkennbaren didaktischen Sinn hätten. Diese Aussage wurde ergänzt durch Hinweise darauf, dass man ja andere bereits entwickelte Konzepte für Lernsituationen nehmen könne. Eine Verwirrung trat auf, weil in einem weiteren Erkenntnisschritt erlebbar war, dass der Begriff der Lernsituation ein deutungsoffenes Konzept war. In dem Moment, in dem das bestehende System organisatorisch entschlackt und dem Wunsch entsprechend einfacher handhabbar wurde, kam erneut der alles in Frage stellende Einwurf, ob das denn überhaupt sinnvoll sei. Vor dem Hintergrund der Bildung einer *inneren Sicherheit* ließ sich nun argumentieren und ein Raum der Handlungsfreiheit öffnen für neue Konzeptideen. Die scheinbare Entscheidungsnot in dem Entweder-Oder-Modell ließ sich überführen in ein lebbares Sowohl-als-auch-Modell. Das praktizierte Modell konnte angepasst und das neue Modell in einem machbaren Rahmen begonnen werden. Eigenverantwortung und Unterstützung von außen waren in einer fruchtbaren Richtung am Horizont erkennbar. Die Frage nach dem konkreten Unterstützungsbedarf konnte beantwortet werden. Schritte der Intervention auf der Wissensebene waren planbar. Es wurde beschlossen, eine weitere Fortbildung zur Beantwortung der Frage einer didaktisch begründeten Konstruktion von

Lernsituationen anzusetzen. Dazu sollten Lehrende aus der Schule B als Vergleichsschule hinzugezogen werden, da sie sich bereits nach einem sechsjährigen begleiteten Prozess der Curriculumentwicklung über praktische Erfahrungen in der Umsetzung eines solchen Konzeptes äußern konnten.

2.2.2.3. Didaktische Grundlagen entwickeln und anwenden

Die Arbeit an dem Curriculum ließ sich nun im laufenden Schuljahr eher als Ergänzung denn grundlegende Änderung verstehen. Diese Ergänzung erforderte eine Bestimmung der tragenden didaktischen Vorgaben. Die konstruktivistischen didaktischen Ansätze, insbesondere der von Arnold weitergeführte Ansatz der Ermöglichungsdidaktik bildeten den allgemeindidaktischen Rahmen (Arnold, et al., 2007). Fachdidaktische Vorgaben lagen bisher nur in Ansätzen vor. Der von dem Projektverbund niedersächsischer Krankenpflegeschulen eingeschlagene Weg der Curriculumkonstruktion, der das Fehlen einer Handlungsfeldanalyse durch eine Rekonstruktion von Konflikt – respektive Problemfeldern füllte, wurde als Ansatzpunkt gewählt (Kooperationsverbund, 2006; Krankenpflegeschulen, 2010; Panke-Kochinke, 2011).

Drei zentrale allgemeindidaktische Vorgaben trugen nun die Curriculumkonstruktion: die Problemorientierung, die Exemplarik und die Handlungsorientierung. Es war davon auszugehen, dass im Lehrerteam bereits in einem individuell unterschiedlichen Maße explizite und implizite Vorstellungen dazu existierten und Ansätze praktiziert wurden. Diese konnten aufgegriffen und gemeinsam weiter entwickelt werden. Das Portfolio enthielt dazu bereits zur Diskussion anregende Vorgaben. Es sollte in diesem vierten Schritt der Schulentwicklung darum gehen, eine Annäherung zwischen den bereits vorhandenen Wissensbeständen und den neuen theoretischen Grundlagen herzustellen.

Dementsprechend stand der folgende Fortbildungstag unter dem Motto, ein gemeinsames didaktisches Grundverständnis zu entwickeln. Dieses erschien notwendig, um in der Konstruktion von Lernsituationen und ihrem Einsatz im Unterricht aus der bisher praktizierten Beliebigkeit in eine didaktisch begründete Auswahl und Ablaufplanung zu gelangen. Insbesondere die Inhaltsauswahl und –zuordnung sollte auf diesem Wege didaktisch reguliert werden. Ein Anschlusswissen an die kooperierende Schule erschien erstrebenswert.

In einem ersten Schritt ging es darum, das eigene didaktische Menschenbild zumindest ansatzweise zu bestimmen. Zwei Fragen waren zu stellen:
1. Was ist für mich zentral?
2. Was kann ich noch nicht so gut und wie möchte mich weiter entwickeln, um es besser zu können?

Diese kritische Sicht auf die eigene Ausgangslage öffnete in einem zweiten Schritt den Weg, um sich im Rahmen didaktischer Vorgaben mit der eigenen pädagogischen Professionalität auseinandersetzen zu können.

Didaktische Grundlagen zu vermitteln hieß im gegebenen Fall den teilnehmenden Lehrenden zunächst eine Art Grundkurs Didaktik quasi überzustülpen. Im Rahmen des Fragebogens war bereits erkennbar geworden, dass die vorhandenen didaktischen Grundlagen des Lehrens und Lernens auf Elemente einer Ermöglichungsdidaktik zielten. Da es sich um eine konstruktivistisch angelegte Didaktik handelte, die es zudem ermöglichte, die in der Berufspädagogik häufig verwendeten Begriffe (z.B. Lernen, Perturbation, selbstgesteuertes Lernen, Handlungsorientierung, Exemplarik, Problemorientierung, Transfer, Reflexion etc.) anzuwenden fiel die Wahl auf diesen didaktischen Ansatz. Der Hinweis darauf, dass sich grundlegende didaktische Vorgaben bereits im Portfolio befanden, erlaubte es zudem, diese bei Bedarf hinzuzuziehen und nachzulesen.

Die Aufgabe in der Präsentation der Grundlagen der Ermöglichungsdidaktik nach Arnold (Arnold, et al., 2006; Arnold, et al., 2007) war es im Folgenden, die Verbindungen zur Berufspraxis der Lehrenden herzustellen, d.h. die zentralen didaktischen Aussagen auf den Unterricht in der Altenpflege und Pflegeassistenz herunter zu brechen. Die didaktisch begründete Problematik, dass ein Lehrender/ eine Lehrende im Unterricht kaum wirklich bestimmen konnte, was genau eigentlich eine Schülerin und ein Schüler lernte, sollte den Raum öffnen, um sich in einem dritten Schritt zu fragen, wie man vor dem Hintergrund dieser systemisch-konstruktivistischen Sicht das eigene Handeln einschätzen konnte.

Die Öffnung zur Beantwortung der Frage, was sich im Unterricht in Bezug auf die individuellen Lernprozesse überhaupt regulieren ließ, erforderte erst einmal die Zerstörung der Illusion, dass mechanistische Prozesse des

Wiederholens immer einen Lernerfolg signalisieren. Es war erkennbar, dass während der Präsentation der zentralen Grundlagen der Ermöglichungsdidaktik kontinuierlich innere Abgleiche mit dem eigenen Unterricht erfolgten. Zwischen Entlastung (Erleichterung, dass man viele Dinge im Unterricht gar nicht beeinflussen kann) und Belastung (einem Gefühl der Minderwertigkeit, was man als Lehrender/ Lehrende alles nicht richtig machte und dass man das zudem gar nicht lösen konnte), schwankte die Haltung.

Als Anschlusspunkt für die Konstruktion des Curriculums wurde der Begriff der *Verlangsamung von Lernprozessen* gewählt. In einer Diskussion über diesen Begriff wurden zwei Fragen gestellt:
1. Welche Unterrichtsgegenstände erfordern eine solche Verlangsamung?
2. Welche Inhalte können verkürzt werden bzw. auf welche Inhalte kann man eigentlich verzichten?

Während die Beantwortung der ersten Frage kaum Probleme bereitete, war es schwierig für die Lehrenden, die zweite Frage zu beantworten. Die Möglichkeit, dass sie durch das Herauslassen eines Inhaltes etwas Wesentliches vergaßen, wirkte behindernd. So ließen sie sich zumeist erst auf Nachfrage darauf ein, zumindest in den nicht eigenen Lehrbereichen auf mögliche Kürzungspotentiale zu verweisen und für sich die Notwendigkeit oder gar Ausweitung des eigenen Lernbereiches zu begründen. Konstruktiv erschien die Denkvariante, die in den Rahmenrichtlinien vermehrt auftretenden Doppelungen von Inhalten aufzuheben. Zumindest wurde auf diesem Wege für alle Lehrenden deutlich, dass in der Reduktion der Inhalte bzw. der Bestimmung des didaktischen Mehrwertes dieser Inhalte, ein Problem lag, das gelöst werden musste.

In einem dritten Arbeitsschritt ging es darum, erste Ansätze einer gemeinsamen didaktischen Anwendung zu üben. Damit sollten für die Überarbeitung des Curriculums Selbstlernpotentiale hinreichend gut begründet werden. Wenn das Prinzip der didaktischen Konstruktion von Lernsituationen resp. Lernfeldern theoretisch einheitlich und praktisch anwendbar erschien, dann – so die Vermutung – konnte es gelingen, die Überarbeitung selbst in die Hand der Lehrenden zu geben. Meine Aufgabe als wissenschaftliche Begleitung war dann eigentlich nur noch die der Lernberaterin.

2. Einzelfallanalyse

Die Prinzipien einer Ermöglichungsdidaktik ließen sich handlungspraktisch am Modell einüben und umsetzen.

Da im Zuge der Schulentwicklung ein Zusammenschluss mit der Schule B geplant war und in der vergleichenden Fragebogenerhebung Annäherungspotentiale ermittelt worden waren, erschien es geraten, in der Perspektive einer curricularen Angleichung vorzugehen. Die zweite Schule besaß bereits ein didaktisch begründetes und evaluiertes Curriculum für die Gesundheits- und Krankenpflege. Es war perspektivisch zu überlegen, ob zumindest für die Konstruktion der Lernsituationen ein vergleichbares didaktisches Konzept von den Lehrenden der Schule A übernommen werden konnte. Das sollte exemplarisch erprobt werden. Eine Lernsituation aus dem Curriculum der Schule B, die bereits einen altenpflegerischen Fokus hatte, wurde ausgewählt (Kooperationsverbund, 2006). Es wurden Tandems gebildet. Der Arbeitsauftrag wurde folgendermaßen formuliert:

- Was ist in der Lernsituation das zentrale Problem?
- Welche Inhalte benötigt man, um dieses zentrale Problem lösungsorientiert mit den Schülerinnen und Schülern bearbeiten zu können?
- Welche methodischen Mittel erscheinen angemessen, um eine Umsetzung im Unterricht vornehmen zu können?

In diesem Stadium der Bearbeitung verzichtete ich zunächst darauf, weitere Strukturierungsvariablen vorzugeben. Es sollte für alle Beteiligten erkennbar werden, wo Gemeinsamkeiten und Unterschiede in der Planung vorlagen. Zudem erschien es mir im Sinne einer Ressourcenbestätigung sinnvoll, die Lehrenden erst einmal darin zu bestätigen, dass es bereits vor dem Hintergrund des vorhandenen Wissens möglich war, eine angemessene Unterrichtsplanung zu entwickeln. Zusatzmaterialen für die Gestaltung der methodischen Umsetzung wurden zur Verfügung gestellt. Da ebenfalls durch den Fragebogen bereits erkennbar geworden war, dass eine hinreichende Methodenkompetenz vorhanden war, diente diese lediglich der Ergänzung im Bedarfsfall.

Die erarbeiteten Unterrichtsentwürfe wurden vorgestellt und anschließend auf ihre Gemeinsamkeiten und Unterschiede hin überprüft. Es wurde deutlich, dass ein Problem in der Zuordnung und damit Reduktion möglicher in Richtung auf gut passende Inhalte auftauchte. Das spiegelte auf einer anderen Ebene die Schwierigkeit wieder, die bei der Konstruktion von Lernsituationen im Vorfeld bereits aufgetreten waren. Erlebbar wurde für die Lehrenden erneut, dass sich eine Lernsituation immer wieder in ihrer Komplexität zu einer Vielzahl von Möglichkeiten der Umsetzung führen ließ. Inhaltliche Eingrenzungen ließen sich aus der Sicht der Lehrenden auch deshalb nur schwer vornehmen, weil das die Eingrenzung auf einen jeweils zentralen Fokus vorausgesetzt hätte. Die Frage wurde aufgeworfen, wie sie denn diese scheinbare Beliebigkeit auflösen könnten. Ein Verstehen der Sinnhaftigkeit eines didaktischen Vorgehens wurde so über das Prinzip der erlebbaren Problemorientierung möglich.

Erst vor dem Hintergrund dieser eigenen Erfahrung wurde von mir ein didaktisches Strukturierungsmodell vorgeschlagen, um genau diese Problematik zu lösen. Erst in dem Moment, in dem der Inhaltsüberhang der Lernsituationen im gemeinsamen Prozess für alle Beteiligten als unbefriedigende Variante gesehen wurde, bestand die Bereitschaft, sich auf ein neues Lösungsmodell einzulassen. Damit öffnete sich die Möglichkeit, für eine der folgenden Fortbildungen genau an diesem jetzt lösungsorientierten Konstruktionsprinzip anzusetzen. Es wurde den Beteiligten deutlich, dass erst dann, wenn sie die Herausarbeitung des zentralen Problems didaktisch begründen und eine entsprechende zentrale Fragestellung für die Lernsituation entwickeln konnten, eine überprüfbare Strukturierungsvariable zur Verfügung stand um in einem weiteren Schritt und vor der Bestimmung der Inhaltsdimensionen die Kompetenzziele zu definieren. Die Rücküberprüfungsschleifen für die notwendigen Inhalte ließen sich nun immer wieder über dieses Instrument vollziehen. Die didaktisch zu stellenden Fragen lauteten:

- Ist in der gewählten Lernsituation überhaupt ein zentrales Problem zu erfassen?
- Passt die didaktisch formulierte zentrale Frage zu dem zentralen Problem?
- Sind die daraus abgeleiteten Kompetenzziele hinreichend konkret formuliert, um tatsächlich überprüfbar zu sein?
- Passt der Inhalt wirklich zu den Kompetenzzielen und der zentralen Fragestellung, wenn man im Unterricht darauf zielt, Lösungsperspektiven zu entwickeln?
- Eignen sich die dafür im Unterricht eingesetzten Methoden?

2. Einzelfallanalyse

Somit war die Neugier der Lehrenden vor dem Hintergrund eines echten Problems dafür geweckt worden, wie sie dieses lösen könnten. Ihnen war gleichzeitig vermittelt worden, wie sie im Rahmen der Ermöglichungsdidaktik Prozesse des Lernens umsetzen konnten, obwohl eine Komplexität der Lernprozesse vorlag. Didaktik als Instrument, um trotz der Komplexität im Unterricht Lernprozesse zumindest bedingt planen, durchführen und evaluieren zu können, war handlungsorientiert in einer konkreten Situation eingeübt worden. Es bestand die Hoffnung, dass sich auf dieser jetzt didaktisch zu begründenden Haltung ein Prozess innerhalb der bereits bestehenden curricularen Vorgaben umsetzen ließ. Der Prozess der inneren Sicherheitsgewinnung war weitergeführt worden. Doch - wie es in der Realität einer Schulentwicklung nicht selten der Fall ist – dieser Prozess wurde zunächst einmal unterbrochen durch einen anderen Prozess, der in den Vordergrund des Interesses geriet.

2.2.3. Kooperation

2.2.3.1. Leitungsoffensive

Die Arbeit an dem Curriculum der Schule A wurde unterbrochen durch eine intensive Integrationsphase, die sich vor, während und nach der Unterzeichnung der Kooperationsvereinbarungen der Schulen A und B ergab. Die Entscheidung, sich zunächst der projektierten Entwicklung von Gemeinsamkeit auf verschiedenen inhaltlichen und organisatorischen Ebenen zu widmen, wurde von den beiden Schulleitungen getroffen. Durch die mittlerweile vollzogene Gründung einer Steuerungsgruppe wurde eine Reihe von Maßnahmen eingeleitet, die diesem Ziel dienen sollten.

So wurde zunächst ein gemeinsames Schulleitbild entwickelt. Grundsätze für die Leitung wurden formuliert und ein Prozessmodell für die didaktisch-methodische Arbeit entwickelt, das sich dem Thema des *lebenslangen Lernens* widmete. Die neu gegründete Steuerungsgruppe (Schulleitungen und jeweils ein Lehrender aus jeder Schule) war maßgeblich an der Erstellung dieser grundlegenden Entwürfe beteiligt. Zudem wurde ein Fortbildungstag mit den Lehrenden beider Schulen geplant, an dem die verschiedenen Leitbildkonzepte präsentiert und diskutiert werden sollten. Zudem war vorgesehen, dass Lehrertrios gebildet werden sollten, die während der Fortbildung und zukunftsweisend darüber hinaus nach Ansicht des Steuerkreises bestimmte Aufgaben übernehmen sollten. An diesem Entwicklungsprozess wurde ich als wissenschaftliche Begleitung zunächst nicht beteiligt.

Ich wurde erst wieder zu einer Sitzung des Steuerkreises eingeladen, als es um die Reflexion der Ergebnisse und Erkenntnisse eines ersten gemeinsamen Fortbildungstages ging. Meine vergleichsweise späte Integration signalisierte möglicherweise einen beginnenden Prozess der Eigenständigkeit, ließ sich einfach als Ausdruck einer Haltung deuten, die erkennbar machte, welche Aufgabenprofile mir nicht zugewiesen wurden oder war interpretierbar als Funktionsbestimmung der Begleitung als Beratung, wenn es Probleme gab, für die die Steuergruppe eine externe Expertise benötigte. So waren die inhaltlichen Ergebnisse des Fortbildungstages aus Sicht der Steuerungsgruppe nicht in dem erwarteten Maße befriedigend. Ursache dafür war, so meine Interpretation nach einer Analyse der vorliegenden Dokumente, eine vermutlich problematische Übertragung von Leitungsaufgaben an die Lehrenden. Sie sollten für unterschiedliche Bereiche (Öffentlichkeitsarbeit, die Konzeption von Fortbildungen, Theorie-Praxis-Transfer, Curriculumentwicklung, Fragebogenkonstruktion für Lehrende und Projektplanung) Probleme definieren, Zielperspektiven ausweisen und konkrete Wege zur Umsetzung der Ziele formulieren. Beobachtbar wurden in den Ergebnissen, die die Trios vorlegten, Zirkelschlussverfahren der gedanklichen Aufbereitung von Problemlagen, die wenig effizient erschienen. Wenn so z.B. die fehlende Gemeinsamkeit in der inhaltlichen Gestaltung als Problem formuliert wurde, dann wurde als Ziel eine Förderung der Gemeinsamkeit angegeben. Der Weg zur Erreichung dieses Ziels war in dieser Logik die Durchführung von gemeinsamen Veranstaltungen und gemeinsamen Unterrichtsprojekten. Die konkreten Vorschläge zur Umsetzung verblieben oft auf der Ebene der Beschreibung von formalen Verfahrensabläufen.

Mir als wissenschaftlicher Begleitung wurde zu diesem Zeitpunkt zunächst die Aufgabe zugewiesen, auf der Grundlage der vorliegenden Dokumente über die Arbeit der Lehrertrios herauszufinden, warum dieses Vorgehen zu Problemen geführt hatte. Die Ergebnisse und Erkenntnisse meiner Analyse werden im Folgenden ausführlicher dargestellt, da sie in ihrer

2. Einzelfallanalyse

Exemplarik transferierbare inhaltliche und auch organisatorische Problemkonstellationen für eine Schulentwicklung offenlegen.

- **Gruppe 1** beschäftigte sich mit Frage, wie man es den Auszubildenden ermöglichen könne, die praktische Ausbildung des jeweils anderen Ausbildungsganges besser kennenzulernen. Die Gruppe entwickelte drei Lösungsansätze: die Einrichtung einer Auszubildendenstation auf den Wohnbereichen, die Integration eines *mitlaufenden* Schülers oder einer Schülerin während der Praxisbesuche und Hospitationstage für die Lehrenden. Die Vorschläge liefen auf eine eher idealistische zusätzliche Konstruktion von praktischen Lernmodellen hinaus, die ein höheres Maß an Organisationsaufwand und eine bereits vorhandene Kooperation zwischen den Lernstandorten als Voraussetzung für die Umsetzung rekurrierten. Um die kooperative Perspektive in diese Modellkonstruktionen zu integrieren, wurden jeweils Lehrende und Schülerinnen und Schüler der beiden Schulen als Tandems in diese Projektkonstruktion aufgenommen. Die Frage, wie man vor dem Hintergrund der unlösbaren Problemlage eines Theorie-Praxis-Problems ein Prozessmodell der gesteuerten Annäherung entwickeln konnte, wurde nicht aufgenommen. Im Prinzip verwies dieses Problem auf die Steuerungsaufgabe der beiden Schulen selbst. Ein angemessenes Instrument dafür hätte vermutlich in der Curriculumentwicklung selbst gelegen. Der Mehrwert des Kennenlernens über einen anekdotischen Einblick in das Schulleben der jeweils anderen Schule hinaus hätte didaktisch begründet ausgewiesen werden können.
- **Gruppe 2** hatte die Aufgabe bekommen, Vorschläge zu entwickeln für eine Verbesserung der Öffentlichkeitsarbeit und Schülerakquise. Die in Form eines Mindmap angelegten Empfehlungen wiesen sechs mögliche Wege auf, um in der Tautologie von Öffentlichkeitsarbeit Öffentlichkeitsarbeit umzusetzen. Die Frage der Schülerakquise geriet dabei als Spezifikum in den Hintergrund. Eine Priorisierung fand nicht statt. Schülerakquise ist eine originäre Leitungsaufgabe. Wenn zwei Schulen kooperieren, wächst für den potentiellen Schüler und die potentielle Schülerin die Mög-

lichkeit, sich mehreren Ausbildungsgängen zuzuwenden. Bevor man also den formalen Möglichkeiten von Öffentlichkeitsarbeit gefolgt wäre, hätte in einem ersten Schritt geklärt werden müssen, was denn eigentlich der Öffentlichkeit in Bezug auf die Attraktivität für einen potentiellen Schüler oder eine potentielle Schülerin hätte vermittelt werden sollen. Das wiederum verwiesen die Lehrenden in einem anvisierten Schülerprojekt auf die Betroffenen selbst zurück. Die Schülerinnen/ Schüler sollten herausarbeiten, was denn das Besondere an der neuen Kooperation sei. Geht man von der Bedürfnisstruktur eines Schülers und einer Schülerin aus, wäre es vermutlich für diese/n wichtig gewesen, zu wissen, welche Vernetzungsmöglichkeiten im Hinblick auf die Ausbildung der entsprechende gewählte Lernstandort hatte. Es wäre im Vorfeld herauszuarbeiten gewesen, welche Übergänge auf einer gesetzlichen Grundlage möglich gewesen wären.

- **Gruppe 3** sollte sich mit dem Thema Fortbildung unter der Fokussierung auf *Lehrer lernen von Lehrern* beschäftigen. Formal wies die Gruppe auf einige organisatorische und finanzielle Probleme hin, wenn unter der Perspektive von Austausch und Gemeinsamkeit zwei Lehrerteams miteinander in eine lernende Gemeinschaft kommen. Gar nicht gestellt wurde die eigentlich entscheidende Frage, ob es überhaupt sinnvoll ist, wenn bestimmte Lehrende von anderen Lehrenden lernen. Die Überlegung, dass damit durchaus schädliche Negativlernprozesse befördert werden konnten, kam nicht zum Tragen. Die Lehrerpersönlichkeit als pädagogisch zu kontrollierende professionelle Leitung war zu diskutieren. Was also sollte man wozu lernen? Das wiederum war eine didaktische Frage. Erst dann ließen sich durchaus kreative Aktionen wie gemeinsame Projekte und Bezugslehrersysteme etc. umsetzen.
- **Gruppe 4** sollte sich um die Entwicklung von Projekten kümmern, die realistisch und gemeinsam umsetzbar waren. Ob nun der Begriff der Gemeinsamkeit, der allen nur erdenklichen Projektideen aufgesetzt wurde, sinnvoll war und inwiefern es Kriterien der Qualitätsbestimmung dabei gab, wurde nicht festgehalten. Wenn ein gemeinsamer Unterricht zu gemeinsamen Themen als

Projekt angegeben wurde, dann musste man sich fragen, worin der Sinn außer in der Erzeugung einer irgendwie gearteten Gemeinsamkeit liegen konnte.
- **Gruppe 5 und 6** bearbeiteten beide getrennt voneinander die Frage, wie sich ein Abgleich zwischen den Theorie- und Praxisinhalten der Gesundheits- und Krankenpflege und Altenpflege vor dem Hintergrund eines gemeinsamen Curriculums entwickeln ließe. Da ein gemeinsames Curriculum zu dem gegebenen Zeitpunkt nicht vorlag, war dieses Vorhaben durch den Begriff der *Ideensammlung* offen gehalten worden. Während eine Gruppe beschloss das bereits praktizierte Verfahren der Curriculumentwicklung für die Gesundheits- und Krankenpflege im Rahmen des Lernfeldkonzeptes auf die Altenpflege zu übertragen, skizzierte die zweite Gruppe eine umfangreiche Reihe von eher praxisorientierten Annäherungsideen und erste Ideen zu den möglichen gemeinsamen Inhalten. Geklärt wurde dabei erst einmal, welche rein organisatorischen Unterschiede es zwischen den beiden Schulen gab. Auf der Suche nach gleichen Themengebieten bzw. gemeinsamen Punkten wurden dann die Themen identifiziert, die in einem gemeinsamen Curriculum tragfähig sein sollten. Drittens wurden handlungspraktische Vorstellungen entwickelt, wie Lehrende und Praxisanleitungen sowie Schülerinnen und Schüler der beiden Schulen als Personen miteinander in Bezug treten könnten. Deutlich wurde in der Konfrontation der Arbeitsweise dieser beiden Gruppen, dass unter dem Begriff der Curriculumentwicklung etwas jeweils Unterschiedliches verstanden wurde. Eine grundsätzliche Klärung des Begriffes erschien notwendig.
- **Gruppe 7** sollte sich um eine Erfassung der Qualifikationsprofile und Unterrichtsschwerpunkte der Lehrenden an beiden Schulen in der Form eines Fragebogens kümmern. Die dahinter stehende Idee bezog sich darauf, ein Instrument zu schaffen, das einen möglichst schnellen und unbürokratischen Austausch unter den Lehrenden in den Fällen, in denen eine besondere Expertise im Unterricht gefordert war, ermöglichte. Die von der Gruppe aufgelisteten Fragen, die offensichtlich turnusmäßig erhoben werden sollten, waren

allerdings eher formaler Natur. Sie klärten vor allem die personenbezogenen Daten und gaben kaum Auskunft über die pädagogischen Erfahrungen und Kompetenzen der Lehrenden. Das formale Durchführungsprocedere der Fragebogenkonstruktion, dessen Verteilung und Auswertung wurde genau beschrieben. Es stellte sich aber die Frage, warum dazu ein Fragebogen notwendig war, da die entsprechenden Datenbestände sicherlich auch über die Personaldaten erhoben werden konnten. Zudem war forschungspraktisch anzumerken, dass sich damit die Kompetenzprofile nur bedingt erfassen ließen. Der Nutzen dieses Projektes in der geplanten Form erschloss sich nicht.
- **Gruppe 8** beschäftigte sich mit der geplanten Fachfortbildung Gerontopsychiatrie. Geklärt wurde vor allem das organisatorische Verfahren für die kommenden Monate. Inhaltliche Aspekte kamen nicht zum Tragen.

Die Auswertungsergebnisse wurden von mir zusammengefasst und definierten mögliche Perspektiven für die weitere Schulentwicklung über die konkrete Auswertung der Gruppenarbeiten hinaus.

1. **Gemeinsamkeit und Differenz als produktiven Faktor begreifen**: Die Metapher der Gemeinsamkeit, wie sie in der Gruppe 4 erarbeitet worden war, beschrieb zunächst einmal nicht mehr als den Anspruch, dass aus der Kooperation von zwei Schulen etwas entstehen sollte, was sie als zusammengehörig definierte. Diese Gemeinsamkeit stellte aber für einen Teil der Lehrenden an den beiden Schulen auch ein Problem dar, da sie den perspektivisch gewünschten und in seiner Konsequenz keineswegs geklärten Zustand dessen, was Gemeinsamkeit sein könnte, auch auf ein breites Arsenal von zwischenmenschlichen kommunikativen Kontakten transferierten. Der Begriff der Gemeinsamkeit wurde zu einem gefühlten Anspruch nach menschlicher Nähe. Dem entgegen konnte die Differenz der Lernstandorte sowohl räumlich als auch von der Ausbildung her durchaus auch als eine positive Grundlage für die Entwicklung einer Gemeinsamkeit begriffen werden. In der Differenz entstanden und entwickelten sich neue Ideen und damit Handlungsmöglichkeiten. Durch das, was noch nicht gemeinsam war, ließ sich eher bestimmen, was denn gemeinsam werden

sollte. Das hieß zu bestimmen, welche Qualität diese haben sollte, welcher Sinn ihr zuzuweisen war und wie man sie dann entsprechend nutzen konnte.

2. **Curriculumentwicklung als Zentrum der Schulentwicklung begreifen und fördern**: Schulentwicklung hat ein zentrales Standbein in der Curriculumentwicklung. Sie umfasst didaktische, pädagogische, organisatorische und qualitätssichernde Aspekte. Sie bündelt und sichert den gemeinsamen Hintergrund für die inhaltliche Arbeit. In der Analyse der vorliegenden Auswertungen des Fortbildungstages hatte es den Anschein, als würde dieser Knotenpunkt, der die Stränge des Möglichen, des Machbaren und des Notwendigen trennte und den Blick auf die Rang- und Reihenfolge von Handlungsschritten ermöglichte, oft nicht existieren bzw. nicht als gemeinsamer Referenzpunkt erkennbar sein. Diese inhaltlich definierte Sortierungspraxis war eine gute Voraussetzung, um bestimmen zu können, was gemeinsam gemacht werden konnte und sollte, was durchaus getrennt voneinander erfolgen sollte und was zurückgestellt werden konnte. Nicht die Tatsache, dass man viel mit den Personen aus der kooperierenden Schule machte, konnte die Bildung einer Gemeinsamkeit fördern, sondern der für beide erkennbare Begründungsfokus pädagogischen Handelns und didaktischen Denkens. Didaktisch zu denken, hieß, die richtigen inhaltlichen Fragen stellen und auch beantworten zu können. Diese Kompetenz beinhaltete das Potential für die Schaffung einer gemeinsame Grundlage.

3. **Die Schülerinnen und Schüler sind in dem Prozess der Schulentwicklung als Beteiligte einzubeziehen**. Ziel und Sinn einer beruflichen Ausbildung war es, die berufliche Handlungskompetenz von Schülerinnen und Schülern so zu fördern, dass sie in ihrem späteren Beruf angemessen arbeiten konnten. Sie waren die Gruppe, die im Mittelpunkt einer Schulentwicklung stehen sollte. Wenn Lehrende und Leitungen sich darüber Gedanken machten, wie sie zukünftige Schülerinnen und Schüler akquirieren konnten, was sie lernen sollten und wie man sie am besten dabei unterstützen konnte, dann erschien es sinnvoll, sie bereits in diesen Überlegungsprozess einzubeziehen. Die Planung für eine Gruppe von Menschen, die von dieser Planung

erst informiert werden sollte, wenn die Planung bereits in die Umsetzung gegangen war, verhinderte es, dass deren Kompetenzen genau in diesem Prozess bereits einbezogen werden konnten.
4. **Leitungsaufgaben schließen eine klare Richtlinienkompetenz ein.** Diese ließ sich nicht an andere delegieren. Lehrende, die in einer Handlungssituation steckten, konnten sicherlich genau beschreiben, worin die Probleme bestanden, die sie in Bezug auf den Zusammenschluss der beiden Schulen erlebten. Sie konnten sicherlich auch aus ihrer Sicht beschreiben, was sie sich stattdessen wünschten. Und sie konnten auch aus ihrer Sicht definieren, wie sie zwischen Problem und Wunsch für sich eine Vermittlung herstellen wollten. Hilfreich erschien es, genauere Vorgaben zu formulieren, was ein Lehrertrio unter dem Begriff der Gemeinsamkeit und Ideensammlung eigentlich zielbezogen tun sollte.

Nur der Punkt 3 – der aktive Einbezug der Schülerinnen und Schüler in den Entwicklungsprozess selbst – wurde abgelehnt bzw. während des weiteren Prozesses einfach nicht durchgeführt. Alle anderen Aspekte wurden in die weitere Planung einbezogen.

2.2.3.2. Fortbildung

In dem Zeitraum vom Ende des Jahres 2013 bis zum Ende des Jahres 2015 fanden lediglich drei gemeinsame Fortbildungen für die beiden kooperierenden Schulen statt. Die ursprüngliche Planung, dass in jedem Jahr jeweils zwei dieser Veranstaltungen durchgeführt werden sollten, konnte durch Streikaktionen, die in der Schule B durchgeführt wurden, nicht eingehalten werden. Vorrangiges Ziel dieser Veranstaltungen war es, den Prozess des Zusammenwachsens durch das Kennenlernen der Lehrerteams, die Angleichung der curricularen Vorgaben, einen Vergleich der pädagogischen Haltungen und die gemeinsame Planung sowie Bearbeitung von Aufgaben in Arbeitsgruppen zu befördern.

Fortbildung 1
Planung
Der gemeinsame Fortbildungstag im November 2013 hatte zwei Funktionen. Zum einen ging es darum, das Zusammengehörigkeitsgefühl der Lehrerin-

nen und Lehrer zu fördern. Mittlerweile hatten einige Veränderungen in der Zusammensetzung der Kollegien an beiden Schulen stattgefunden. Die Machbarkeit von Perspektiven für die Zukunft hing in einem hohen Maße davon ab, die Vision eines gemeinsamen und zudem umsetzbaren Zieles zu vermitteln. Aus einer eher kritischen bis klagenden Haltung heraus wurden von Seiten der Lehrenden zumeist die negativen, hemmenden Faktoren benannt, die eine gemeinsame Schulentwicklung behinderten: z. B. unterschiedliche Schulformen, räumliche Distanzen und andere Arbeitszeitregelungen.

Um eine eher ressourcenorientierte Perspektive einnehmen zu können, wurde der methodische Zugang über ein Zukunftscafé gewählt. Vier einfache Fragen zu vorab festgelegten Themenfeldern sollten dazu dienen, diesen Perspektivwechsel von der Gegenwart in die Zukunft zu unterstützen. Es handelte sich um Themenfeldern, bei denen davon auszugehen war, dass sie vor dem eigenen Erlebnishintergrund für die Lehrenden interessant und beantwortbar waren. Den jeweiligen Gruppen wurden Moderatorinnen und Protokollantinnen an die Seite gestellt. Das garantierte eine Entlastung und die Ermöglichung einer entspannten Diskussion.

Der thematische Fokus lag auf drei Schwerpunkten:
- dem Umgang der Lehrerinnen und Lehrer mit den Schülerinnen und Schülern,
- dem Kontakt mit dem Kollegium und
- den Maßnahmen der eigenen Burnout-Prophylaxe und Gesundheits-fürsorge- und -vorsorge.

Folgende gleichlautende Fragen wurden in den drei thematischen Gruppen gestellt:
- Positives im eigenen Alltag entdecken: Was läuft bereits gut?
- Wunschvorstellung: Wohin möchte ich an meiner Schule gerne gelangen?
- Entwicklung: Welchen Weg muss ich dazu beschreiten? Welche Vernetzungsmöglichkeiten gibt es bereits?
- Umsetzung: Wie kann die Umsetzung so erfolgen, dass möglichst kurzfristig erste Schritte/ Erfolge möglich sind?

Zum andern stand die Rückvermittlung der Ergebnisse der bisherigen inhaltlichen Arbeit in den Lehrertrios (vgl. Kapitel 4.5.1.) im Mittelpunkt. Das

wesentliche Ziel war es dabei, Transparenz für alle Teilnehmenden herzustellen.
Beide Blickwinkel – der ressourcenorientierte positive Blick auf die Zukunft und der inhaltliche Blick auf konkrete Arbeitsprojekte sollten dann in einem dritten Schritt in eine realistische Zukunftsplanung überführt werden.

Durchführung
Aus den Protokollen, die die Ergebnisse der Zukunftscafés zusammenfassten, ließ sich eindeutig erkennen, dass der positive, ressourcenorientierte Blickwinkel, der durch die erste Frage bestimmt wurde, die Beantwortung der weiteren Fragen in dem Sinne beeinflusste, dass Ziele und Wege zur Erreichung der Ziele konkret angegeben werden konnten.
Positiv an dem Umgang mit den Schülerinnen und Schülern wurde vermerkt, dass
- Systeme wie die Bildungsgangkonferenzen und die Organisation der Bezugs- bzw. Beratungslehrer bereits gut funktionierten. Die Qualitätsmanagementprozesse seien für die Schülerinnen und Schüler transparent.
- die Haltung zwischen Lehrenden und Auszubildenden bereits getragen sei von einem Modus des Auf-Augenhöhe-Seins.

Bezüglich des Kontaktes mit den Kolleginnen und Kollegen wurde angemerkt, dass
- der Kontakt freundlich und die Ansprache und Unterstützung untereinander unkompliziert seien. Eine Kommunikation über kurze Wege sei vorhanden.
- die Struktur der Kurzbesprechungen und Teamsitzungen gut sei
- eine ähnliche pädagogisch-didaktische Grundhaltung spürbar sei.

Im Hinblick auf die Burnout-Prophylaxe sei erkennbar, dass
- der Austausch mit den Kolleginnen und Kollegen gekennzeichnet sei durch Humor, Rücksichtnahme und Respekt
- das Zeitmanagement zwischen Beruf und Privatleben häufig gut funktioniere und
- man in der Lage sei, die Freizeit für Entspannung zu nutzen.

Vor allem auf der Ebene der Schulstimmung ließ sich gruppenübergreifend festhalten, dass bereits eine Reihe von Dingen gut funktionierte.

2. Einzelfallanalyse

Die Ziele waren entsprechend darauf ausgerichtet, vor diesem Hintergrund Verbesserungen zu erreichen.
- Die Schülerinnen und Schüler sollten mehr als bisher dazu befähigt werden, ihr berufliches Selbstverständnis durch das Erlernen von Argumentationsformen zu stärken.
- Der Kontakt mit den Kolleginnen und Kollegen sollte sich durch eine stärkere räumliche Nähe, eine Angleichung der curricularen Grundlagen und Arbeitszeitmodelle verbessern.
- Die Burnoutprophylaxe sollte durch eine entzerrte Raumstruktur, eine bessere Materiallage und weniger Stress durch häufige Außenauftritte verbessert werden.

Einer räumlichen Annäherung und Ausweitung wurde Priorität zugewiesen. Die Schülerinnen und Schüler in dem Erreichen eines beruflichen Selbstverständnisses zu stärken, verwies auf curriculare Zielvorstellungen der Kompetenzentwicklung.

Die Engführung der Zielerreichbarkeit durch einen zweischrittigen Prozess, der mit der Frage des Weges und der kurzfristigen Umsetzung verbunden war, zeigte dann folgendes Ergebnis. Im Umgang mit den Schülerinnen und Schülern wurde unter anderem vorgeschlagen,
- die Schülervernetzung durch geeignete Aktionen weiter zu fördern und
- die Teilnahme der Schülerinnen und Schüler an den Bildungsgangkonferenzen zu unterstützen.

Um den Kontakt der Kolleginnen und Kollegen untereinander zu verbessern, wurde des Weiteren vorgeschlagen, möglichst kurzfristig die Kontaktmöglichkeiten über das Internet zu verbessern und generell eine eher langfristig angelegte Planung von gemeinsamen Treffen vorzunehmen.

Die Präsentation der Arbeitsgruppenergebnisse erzeugte unter allen Anwesenden ein deutliches Interesse. Da die Dauer der jeweiligen Präsentationen auf etwa zehn Minuten begrenzt wurde, war eine Prioritätensetzung durch die Gruppen selbst unerlässlich. Konkrete Projekte wie z.B. das Projekt *Schüler und Schülerinnen übernehmen eine Station* und ein gemeinsames Schülerprojekt zur Geschichte der Pflege sowie die Erstellung eines Lehrerfragebogens wurden vorgestellt. Perspektiven (z.B. Entwicklung eines Rasters zur Beurteilung eines Projektes) und Konzeptionen wurden entwickelt (z.B. curriculare Vorstellungen über eine Konstruktion von Konfliktfeldern in Modulen). Überforderungen wurden erkennbar (z.B. die Überprüfung der Durchlässigkeit von Aus-, Fort- und Weiterbildungen). Entsprechende Unterstützungsbedarfe wurden formuliert.

So ließen sich am Ende des Fortbildungstages in einer deutlich nachvollziehbaren Transparenz Ziele in einer dreistufigen Zeitschiene auswählen und zwar nur die Ziele, die von allen Beteiligten, einschließlich der beiden Schulleitungen für umsetzbar und relevant gehalten wurden.

Die gemeinsamen und machbaren Ziele für das Jahr 2014 und 2015 ließen sich bestimmen. Die eher bedrohliche Perspektive, so schnell wie möglich ein neues funktionierendes Curriculum zu entwickeln, ließ sich durch die exemplarische Entwicklung eines der Konfliktfelder (*Bedarfe und Bedürfnisse*) in eine handhabbare Perspektive bringen. Die Raumproblematik blieb als Kontinuum bestehen und verwies auf die mögliche Umsetzung in einem Zeitraum ab 2016.

Generell war zu erkennen, dass die großen Projekte und Wünsche nicht aufgegeben werden mussten, sondern sich in einer kurz- und mittelfristigen Perspektive in der Umsetzung von exemplarischen Aktionen durchaus wiederfinden ließen. Zudem wurde deutlich, dass ein Mehr an vorbereitender Abstimmungs- und Vernetzungsarbeit sowie exemplarischer Umsetzung (z.B. Lehrerfragebogen entwickeln, die Überprüfung der Durchlässigkeit von Aus-, Fort- und Weiterbildung durchführen, die Erstellung von Rastern zur Auswertung von Schülerprojekten entwickeln, ein erstes Praxisprojekt umsetzen) eine gute Grundlage für weitere Schritte darstellte.

Dass nun die Entwicklung eines tragfähigen eventuell übergreifenden Curriculums in einer Modulstruktur ebenso Zeit benötigte, wie Überlegungen, die beiden Schulen räumlich in eine größere Nähe zu bringen, war dann akzeptabel für alle Beteiligten.

Fortbildung 2
Vorbereitung
Das Jahr 2014 war insgesamt gekennzeichnet durch einen Konsolidierungsprozess, in dem jede der beiden kooperierenden Schulen mit eigenen neuen Problemen zu kämpfen hatte. Entsprechend verlangsamte sich die Arbeit in den Arbeitsgruppen. Der für das Jahr 2014 angesetzte Fortbildungstag im

2. Einzelfallanalyse

November 2014 fiel aus. An der Schule B hatte sich aufgrund einer problematischen Personalpolitik ein Streik entwickelt, an dem die Schule beteiligt war. Dieser zog sich mehr als sechs Wochen hin. Der ursprünglich angedachte Rhythmus eines zweimal im Jahr stattfindenden Fortbildungstages war bereits für das Frühjahr 2014 gekippt worden. Die Entwicklung eines neuen Curriculums für die Heilerziehungspflege und andere innerschulische Probleme an Schule A traten dazwischen. Der Steuerkreis pausierte in dem Zeitraum von März bis Dezember 2014.

Einem Protokoll des Steuerkreises vom Dezember 2014 lässt sich entnehmen, dass ein Schülerprojekt erfolgreich vorbereitet und durchgeführt worden war. Festgehalten wurde, dass zu diesem Zeitpunkt von Seiten der Bundes- und Landesregierung die ersten sicheren Informationen darüber eingetroffen waren, dass eine generalistische Ausbildung für die Bereiche der Alten- und Gesundheits- und Kinder/Krankenpflege für die nahe Zukunft geplant war. Schnell zu reagieren, war nun das Ziel der beiden Schulen. In diesem Augenblick, also durch den Input aus dem externen Feld der Politik, wuchs das Interesse an einer weiteren Beschäftigung mit einem tragfähigen Curriculum erneut. Konkrete Aufgaben für die Curriculumentwicklung wurden verteilt und ein zweiter Fortbildungstag konkret geplant. Die Tagesordnung sah an erster Stelle einen Bericht über die politischen Vorgaben und die damit zu erwartenden Veränderungen anhand eines Referentenentwurfes vor. In einem zweiten Schritt sollte der Stand der Curriculumentwicklung für die schulische Ausbildung präsentiert und über erste Anfänge der Angleichung und Entwicklung der Praxiscurricula berichtet werden.

Durchführung
Wie konnte es gelingen bei der großen Zeitspanne, die zwischen den Fortbildungstagen gelegen hatte und der wechselnden Zusammensetzung der Lehrerkollegien den gemeinsamen Informationsfluss zu regeln? In der Anknüpfung an den ersten Fortbildungstag fand zunächst eine gemeinsame Bilanzierung statt: welche Projekte und Ziele waren erreicht worden, welche erwiesen sich als Fehlschlag und wo gab es noch Interesse und Potential, um weiterzuarbeiten?

In einem Rückblick auf den Schulablauf während des vergangenen Jahres wurde erkennbar, dass die Einrichtung der Arbeitsgruppen trotz der zwischenzeitlich erfolgten Intervention und Unterstützung durch den Steuerkreis nur in zwei Fällen erfolgreich gewesen war: die Curriculumgruppe für die schulische Ausbildung und die Gruppe, die sich mit den Schülerprojekten auseinandersetzte, arbeiteten mit einem praktischen Output. Alle weiteren Gruppen waren mehr oder weniger an den äußeren Bedingungen gescheitert. Es wurde deutlich, dass man über die weiteren Funktionen und Aufgaben oder eine Neustrukturierung dieser Gruppen würde nachdenken müssen. Kongruent mit den Anmerkungen in den Protokollen der Steuerkreissitzungen waren die geplanten Vernetzungsformen innerhalb der Lehrerschaft und die Internetpräsenz nach außen in einem unbefriedigenden Zustand geblieben. Deshalb traten diese Themenfelder in der Wunsch- und Ideenliste für das Jahr 2015 erneut auf. Ein besserer Informationsfluss wurde neben Ausflügen und generell einem Mehr an Zeit gewünscht.

Die Binnenstruktur des Unterrichts im Hinblick auf die zu erwartenden Veränderungen der generalisierten Ausbildung manifestierte sich in zwei Wunschrichtungen: zum einen eine fortlaufende Information über den Stand der Curriculumentwicklung selbst und eine Methodenschulung.

Fortbildung 3
Der dritte Fortbildungstag, der ebenfalls unter dem Motto des Zusammenwachsens der beiden Schulen stand, war von dem Steuerkreis vorbereitet worden. Im Vorfeld lag von meiner Seite als wissenschaftlicher Begleitung eine Analyse der Protokolle und Fortbildungen vor, aus der sich eine Liste konkreter möglicher Aufgaben ergab. So erschien es z.B. sinnvoll, den Lehrenden Rückmeldungen darüber zu geben, wie der aktuelle Stand der neuen Gesetzgebung in Richtung auf eine Generalistik der Ausbildungen war. Ängste und Befürchtungen bezüglich der zu erwartenden Veränderungen galt es zu thematisieren und darauf hinzuweisen, wie die Schulen sich auf dieses zu erwartende Ereignis vorbereitet hatten. Zudem erschien es sinnvoll, sich auf die Ideen und Erwartungen der letzten beiden Fortbildungstage zu beziehen und hinreichend Raum für private Gespräche zur Verfügung zu stellen.

Der Fortbildungstag wurde im Nachhinein einhellig von den anwesenden Lehrenden beider Schulen positiv bewertet. Die Information über den Stand der zu erwartenden generalistischen Ausbildung wirkte insofern beruhigend, als durch den anschließenden Bericht über die Entwicklung des schulischen und praktischen Curriculums bei allen der Eindruck bestärkt wurde, dass für den Fall der zu erwartenden Gesetzesänderung beide Schulen gut vorbereitet seien. Zentrale Ergebnisse der zweiten Fragebogenauswertung wurden präsentiert und verdeutlichten, dass beide Schulen zumindest in Bezug auf die Stimmung an den Schulen und den Umgang mit zentralen Problemen wie dem Theorie-Praxis-Transfer leichte Verbesserungen gegenüber der Entwicklung vor vier Jahren vollzogen hatten. Erkennbar geworden war, dass die Methodenkenntnis gut und die Anwendung unterschiedlicher Methoden im Unterricht aus der Sicht der Schülerinnen und Schüler an beiden Schulen ebenfalls zufriedenstellend war.

Der Beschluss, allen Lehrenden die zentralen Ergebnisse in einer Zusammenfassung per Mail zukommen zu lassen, stieß auf Zustimmung, ergab sich doch so die Möglichkeit, Einzelergebnisse für die jeweiligen Schulformen individuell nachzuprüfen. Auch die am gleichen Tag erfolgte Erstellung von Mitarbeiterprofilen wurde als sinnvolle und zudem interessante Zusatzinformation erlebt. Die Gestaltung des Nachmittages, die es den bereits bestehenden und neu gebildeten Lehrerarbeitsgruppen ermöglichte, an ihren Themen jeweils gemeinsam zu arbeiten, fand Zustimmung, wenngleich ein Mehr an Zeit für die Gruppenarbeit aus Sicht der Beteiligten wünschenswert gewesen wäre. Die abschließende Präsentation der Ergebnisse beendete den Fortbildungstag. Positiv angemerkt wurde, dass es während des Fortbildungstages selbst hinreichend viele Pausen und damit Zeit gab, sich zu unterhalten und kennenzulernen.

Die Moderation des Fortbildungstages wurde erstmals an den stellvertretenden Schulleiter der Schule A übergeben. Die Präsentation der Ergebnisse des schulischen Curriculums wurde durch die Lehrenden selbst vorgenommen. Mein Ziel war es, mich als wissenschaftliche Leitung aus diesem Aktionsfeld sukzessive zurückzuziehen.

2.2.3.3. Steuerkreis

Der Steuerkreis bzw. die Steuergruppe wird in der Literatur als ein wesentliches Instrument der Schulentwicklung im Rahmen des Change-Managements bezeichnet (Berkemeyer, et al., 2010). An den beiden kooperierenden Schulen war ein ebensolcher Kreis seit Anfang des Jahres 2013 eingerichtet worden, der sich in Abständen von etwa zwei bis drei Monaten traf. Bis zum Ende des Jahres 2015 hatten so vierzehn Steuerkreissitzungen stattgefunden. Die jeweiligen Schulleitungen der beiden kooperierenden Schulen und jeweils ein Lehrender von jeder Schule bildeten den Kern des Steuerkreises. Ich als wissenschaftliche Begleitung war als beratende Instanz ebenfalls in den meisten Fällen anwesend. Schülerinnen und Schüler sowie weiteres Personal der Schulen waren an diesem Steuerkreis nicht beteiligt. Ein Wechsel in der Besetzung hatte bisher zweimal stattgefunden. Eine der beteiligten Lehrerinnen hatte einen Arbeitsplatzwechsel vorgenommen. Für sie wurde eine Alternative gefunden. Ein Lehrer der Schule B hatte an die Schule A gewechselt. Er blieb im Steuerkreis allerdings als Vertretung der Schule A..

Der Steuerkreis arbeitete an unterschiedlichen Themen, die die Kooperation in den beiden Schulen in der Binnenstruktur und Außendarstellung betrafen. Eine Jahresplanung lag nicht erkennbar vor. Notwendig erscheinende Themenfelder wurden eher spontan eingebracht und kooperativ bearbeitet. Die Atmosphäre war zumeist locker und konstruktiv. Es hatte sich ein Ablaufschema eingespielt, dass in einer ersten Phase zunächst eine Vermittlung von Informationen über ganz unterschiedliche Themenfelder enthielt (z.B. Streik, Treffen im Ministerium, Informationen über andere Schulen, Austausch über die aktuell laufenden gemeinsamen Schülerprojekte, Wechsel von Lehrenden etc.). Im Anschluss daran wurden die Punkte, die sich auf der Tagesordnung fanden, bearbeitet. Es handelte sich zumeist um die Planung und Organisation gemeinsamer Aktivitäten der beiden Schulen. Abschließend wurden erneut in einer eher unstrukturierten Form Informationen ausgetauscht.

Dieses Gremium wurde von mir als wissenschaftlicher Begleitung auch als der Ort verstanden, an dem die ersten Informationen über die Ergebnisse der wissenschaftlichen Begleitung prozessorientiert eingebracht und diskutiert werden konnten.

In diesem konkreten Steuerkreis wurde erkennbar, wie stark die einzelnen Persönlichkeiten insbesondere die Leitungen der Schulen jeweils die Entscheidungsrichtungen bestimmten. Zwei unterschiedliche Leitungspersönlichkeiten ergänzten sich in diesem Feld. Zudem war durch den Wechsel eines der Lehrenden von Schule B an Schule A und seine Vorbereitung auf eine mögliche spätere Übernahme der Schulleitung eine leichte Machtverschiebung zu erkennen gewesen, die sich auch auf die Einflussnahme der wissenschaftlichen Begleitung auswirkte. Das Bestreben, eigene Entscheidungen zu treffen und das Instrument des Steuerkreises dafür zu nutzen, um diese zu legitimieren bzw. Hinweise der wissenschaftlichen Begleitung zu ignorieren, ließ dieses Bemühen um eine selbstständige Position deutlich werden. Es erschien angemessen, diesem Bedürfnis nach mehr Kontrolle und Einfluss nachzugeben, um damit zumindest einen begleitenden Moderationsrahmen aufzuspannen.

Am Beispiel der Steuerkreissitzung im März 2014 lässt sich exemplarisch erkennen, welche Funktionsmechanismen diesem Instrument letztendlich zwar nicht zugewiesen wurden, aber trotzdem unterschwellig wirksam waren. Deutlich wurde, wie sich die Entscheidungen vollzogen und wie stark der Faktor Persönlichkeit in der Kombination mit Rahmenbedingungen in diesen Mustern wirksam war. Vorgestellt werden im Folgenden exemplarisch die zentralen Aktions- und Entscheidungsmodelle.

1. **Curriculumentwicklung**: Es bestand auf der Seite einer der Schulleitungen eine eindeutige Vorstellung darüber, was im Rahmen der Curriculumentwicklung gut und sinnvoll sei. Diese Position veränderte sich je nach Problemlage. Dahinter stand die Zukunftsphantasie einer Schule, in der die Lehrenden in kreativen Gruppen gemeinsam die Unterrichtsplanung gestalteten. Das Bild eines lebhaften Lehrerzimmers, in dem erkennbar war, dass die Lehrenden diesem Wunschbild bereits in Ansätzen folgten, wurde immer dann heraufbeschworen, wenn es um Entscheidungen für eine inhaltliche und organisatorische Veränderung ging. Diesem kommunikativen Wunschbild stand in der Realität ein eher unflexibles Curriculum entgegen, in dem kleinteilig Inhalte festgeschrieben und voneinander in unsinnig erscheinender Weise segmentiert wurden. Zwischen dem Bild des lebendigen Lehreraustausches und der negativ besetzten aktuellen kleinteiligen Curriculumkonstruktion wurden unterschiedliche Modelle angedacht und auch in Teilen implementiert. Diese Wege brachen allerdings immer wieder auf der halben Strecke ab. Eine grundlegende und begründete Revision des Curriculums, die sich den Bedarfsstrukturen der Lehrenden annäherte, wurde zwar angedacht, aber in die ferne Zukunft ver-

schoben. Die gewählten Lösungsperspektiven waren geprägt von der Permanenz eines Übergangsmodells, das getragen war von der Wahrnehmung eines bereits funktionierenden kommunikativen Austausches.
2. **Rahmenbedingungen**: Die Schulleitung der Schule B ging in dem Weg der inneren Konsolidierung aufgrund erschwerter Rahmenbedingungen zeitweise in eine innere Emigration. Der Gestaltungswille oder die Lust zur Innovation wurden verschwindend gering. Die äußeren Bedingungen und die innere Haltung korrespondierten in einer eher negativen Weltsicht, die eine Blockade für jede Form der Veränderung darstellte.
3. **Aktion und Planung**: die Aktionsplanung des Steuerkreises für die Lehrenden setzte sich in ganz unterschiedlicher Weise um. Es war von außen kaum zu durchschauen, wie diese Prozesse der Umsetzung funktionieren. Es war allenfalls zu konstatieren, dass einige Gruppen gut und ergebnisorientiert arbeiteten, während andere Gruppen eigentlich nichts taten.

Welche Einschätzung in Bezug auf die Schulentwicklung lässt sich aus der Analyse der Steuerkreissitzungen gewinnen, die sich auf die Schulentwicklung auswirkten?

Die Arbeit des Steuerkreises war effektiv insofern, als damit ein gemeinsamer Ort geschaffen wurde, an dem die Vermittlung und gemeinsame Entscheidungsfindung über das Zusammenarbeiten beider Schulen stattfand. Durch die freundliche und angenehme Atmosphäre, die keine deutlichen Elemente von Konkurrenzbestrebungen zeigt, wurde es möglich, inhaltlich zu diskutieren, soweit das denn die Grundhaltung, also Persönlichkeit der Schulleitungen zuließ. Dadurch, dass die Machtverhältnisse zwischen wissenschaftlicher Begleitung und Leitung im Wesentlichen geklärt waren und erstere in dem Sozialraum dieses Steuerkreises ihre Rolle finden konnte, wurden die Fragen des wissenschaftlich Sinnvollen, des Machbaren und des Wünschenswerten gegeneinander abwägbar. Es war allerdings beobachtbar, dass die wissenschaftliche Begleitung in Teilen auch als unbequeme Kontrolle erlebt wurde.

Für den Teil der Schulentwicklung, der die Kooperation der beiden Schulen betraf, erwies sich dieses Instrument trotz aller Probleme als sehr fruchtbar. Wie allerdings wirkte es sich auf die Entwicklung in jeder der beiden Schulen aus? Zum einen konnte man in diesem Gremium anderen Personen, die in demselben *Geschäft* arbeiteten, Probleme schildern und Verstehen erleben. Auch konkrete Hilfe war dort zu erwarten. Das war in Grenzen die stützende Funktion des Steuerkreises. Sie diente auch in der Rollenverteilung der beiden Schulleitungen dazu, bestimmte Aufgabenfelder insbesondere in der Außendarstellung in einer strategischen Weise auf die verschiedenen Akteure verteilen zu können. Das hatte den Charakter von Bündnispartnern.

2.2.4. Curriculum

Im Jahre 2011/2012 stellte sich die Frage, wie man im Rahmen der Kooperation mit der Curriculumentwicklung umgehen wollte. Zum einen war klar, dass es sich um unterschiedliche Ausbildungsgänge handelte und ein einheitliches Curriculum sich aus den bereits bestehenden Ansätzen nicht entwickeln ließ. Zum andern war ebenfalls klar, dass ein Zusammenwachsen der beiden Schulen nur möglich war, wenn es zumindest eine ähnliche didaktische Grundhaltung im Umgang mit curricularen Entscheidungen gab. Während die Schule B mit ihrem erprobten und evaluierten Curriculum für die Gesundheits- und Krankenpflege eigentlich sehr gut aufgestellt war, hatte die Schule A mit ihren beiden Curricula zur Altenpflege und Pflegeassistenz dabei immer noch eine Reihe von Problemen. Zudem war mittlerweile ein dritter Ausbildungszweig hinzugekommen – die Heilerziehungspflege – der wiederum eine andere curriculare Grundlage hatte. Alleine schon der organisatorische Aufwand für eine Neuentwicklung von drei Curricula, die dem didaktischen Muster der Schule B gefolgt wären, hätte alle Beteiligten überfordert. Die Altenpflegeausbildung und die Ausbildung in der Gesundheits- und Krankenpflege waren schon aus juristischen Gründen kaum anzugleichen.

Also wurde beschlossen, die bereits bestehenden Curricula zunächst einmal in ihrer Form zu belassen und sich zu fragen, was denn diese unterschiedlichen Ausbildungsgänge in Bezug auf die aktuellen Entwicklungen in der Pflege eigentlich inhaltlich verband. Die Entwicklung eines neuen gemeinsamen Curriculums für die Alten-, Gesundheits- und Krankenpflege und die Heilerziehungspflege, die im Rahmen eines Modellprojektes umsetzbar war, konnte sich den formalrechtlichen Bedingungen entziehen und war zukunftsweisend. Die Entwicklung eines solchen Curriculums nahm allen am Ausbildungsprozess Beteiligten die Angst, sich auf neue für sie nicht überschaubare Neuerungen einzulassen. Der zeitliche Rahmen für ein solches neues Projekt war weit gesteckt. Die bereits bestehenden Curricula konnten weiter genutzt und sinnvoll an die praktischen Herausforderungen angepasst werden.

Während nun dieses neue Curriculum geplant wurde, wurde deutlich erkennbar, dass auf der gesetzlichen Ebene neue Ansätze zu einer Generalisierung der Ausbildungsgänge in der Gesundheits- und Krankenpflege sowie Altenpflege geplant wurden. Es wurde ebenfalls erkennbar, dass damit die bereits bestehenden Curricula in der nahen Zukunft angepasst werden mussten. Die Idee und Konkretisierung des neuen Curriculums (im Folgenden modularisiertes Curriculum genannt) (Panke-Kochinke, et al., 2015), nahm den Schulleitungen und den Lehrenden die Angst, in diesem Fall wieder neu anfangen zu müssen. Der Entwicklungsprozess für das modularisierte Curriculum erwies sich als zukunftsträchtig für die Anpassung an die erwarteten neuen gesetzlichen Grundlagen. Das Besondere dieses modularisierten Curriculums war allerdings die Integration der Heilerziehungspflege. Das war auf der gesetzlichen Ebene zwar nicht vorgesehen, erschien aber aus inhaltlich begründeten Vorgaben durchaus sinnvoll.

Vor diesem Hintergrund wurde beschlossen, dass parallel zu den bereits bestehenden Curricula die zukunftsweisende Version eines neuen modularisierten Curriculums für drei Ausbildungsgänge geplant und im Rahmen eines Modellprojektes umgesetzt werden sollte. Entlastet von den begrenzten und einschränkenden vielfältigen Bedingungen der bereits bestehenden Curricula konnte es nun darum gehen, sich zu fragen, wie denn eine Pflegeausbildung für die Zukunft aussehen konnte, die den Wandlungsprozessen der Gesellschaft und dem Gesundheitssystem gerecht werden konnte. Die Diskussion über dieses neue modularisierte Curriculum setzte kreative inhaltliche Ideen frei, initiierte didaktisch orientierte Denkprozesse und trug so indirekt zu einer Förderung der Lehr- und Lernprozesse generell bei.

Die Aufgabe der Entwicklung eines solchen modularisierten Curriculums wurde als eine zentrale Aufgabe der sogenannten Curriculumgruppe zugewiesen, die als eine der Lehrertrios in der Zeit der beginnenden Kooperation auf Anregung der Schulleitungen gegründet worden war.

Die Konstruktion des modularisierten Pflegecurriculums knüpfte an die mehrjährige Entwicklung und Evaluation von tragfähigen Curricula für die schulische und praktische Ausbildung an, die im Rahmen des Kooperationsverbundes Niedersächsischer Krankenpflegeschulen entstanden waren (Krankenpflegeschulen, 2010; Kooperationsverbund, 2006). In diesem Kooperationsverbund hatte sich auch die Schule B befunden. Sie nutzte dieses Curriculum bereits seit mehreren Jahren erfolgreich für die Unterrichtsgestaltung. Es wurden allerdings Anpassungen vorgenommen, die dem veränderten aktuellen Anspruchsniveau an Pflege angepasst war und die Generalisierung des Curriculums für vier pflegerische Ausbildungswege berücksichtigte.

In der formalen Konstruktion dieses Curriculums erschien der Begriff des Lernfeldes nicht mehr als tragendes Prinzip. Auch um die Anschlussfähigkeit an die akademische Ausbildung zu gewährleisten, wurde der Begriff des Moduls gewählt. Lernsituationen blieben demgegenüber als kleinste curriculare Einheit und damit zentrales Element des Unterrichts bestehen. In den Fragebogenerhebungen hatte sich gezeigt, dass Schülerinnen und Schüler genau in diesen in der Schule zu reflektierenden Praxiskonflikten und der Antizipation von möglichen Lösungswegen eine hilfreiche Unterstützung für ihre Praxiseinsätze erlebten.

Vor dem Hintergrund der bewährten didaktischen Grundlagen der Pflegeausbildung (Panke-Kochinke, 2011) ergab sich ein didaktisches Grundgerüst, das drei zentrale Handlungsebenen als Konzeptbausteine integrierte und damit systematisierte: Den Bezug zwischen

- Auszubildenden und Lehrenden (personzentrierter Blick)
- Auszubildenden und Pflegebedürftigen (kommunikativer Dialog) und
- Auszubildenden und Organisation (Konfliktmanagement) (Panke-Kochinke, et al., 2015).

Das Gesamtcurriculum wurde entsprechend in fünf zentrale Module unterteilt, denen jeweils drei Teilmodule zugeordnet waren.

Um die problematischen Erfahrungen im Umgang mit einem schulischen Curriculum zu vermeiden, wie sie an der Schule A aufgetreten waren, wurde beschlossen, dass in der Modulbeschreibung selbst zwar wie üblich die Anforderungsprofile für den Erwerb von Fähigkeiten und Fertigkeiten auf der Ebene von Lerninhalten und Kompetenzzielen vorgegeben, aber auf die eher behindernde und einschränkende Kleinschrittigkeit der Inhaltsauflistungen verzichtet werden sollte. Zudem war davon auszugehen, dass im Zuge der schnellen Entwicklung von Wissensbeständen und Anforderungsprofilen an das Berufsfeld der Pflege solche kleinschrittigen Vorgaben eher die Gefahr boten, ein Instrument der Traditionssicherung denn des Fortschrittes zu sein. Und drittens bestand die Annahme, dass sich mit dieser programmatisch garantierten Freiheit in der Unterrichtsgestaltung die Selbstwirksamkeit der Lehrenden sowie die Teamarbeit fördern ließ.

Um nun den Lehrenden trotzdem ein Instrument an die Hand zu geben, dass es ihnen erleichterte, die Unterrichtsgestaltung mithilfe der curricularen Vorgaben angemessen umsetzen zu können, wurde ein sogenanntes *Erschließungsmodell* entwickelt. Mit Hilfe dieses Modells und unterstützt durch praktische Manuale (Inhalte, Methoden, Didaktik) sollten die Lehrenden in die Lage versetzt werden, die jeweiligen Kompetenzvorgaben und Inhalte für ihre konkrete Lerngruppe selbstständig zu erschließen. Diese Version wurde über die Curriculumgruppe mit dem Steuerkreis und auch den Lehrenden abgestimmt. In diesem Modell waren die Bedürfnisse der Lehrenden nach einem sicheren und auch nachvollziehbaren Curriculum verwirklicht, das zudem ihren Bedürfnissen nach eigenständiger Unterrichtsgestaltung didaktisch begründet nachkommen konnte.

Die Module des neuen Curriculums mussten in mehreren Schritten mit den aktuell bereits bestehenden Rahmenrichtlinien und gesetzlichen Ausbildungsgrundlagen der vier Ausbildungsgänge abgestimmt werden. In diesem in der Curriculumgruppe vollzogenen Abgleich ließ sich ein weiterer Lernschritt beobachten. Es wurde deutlich, dass durch die Zusammenlegung von vier pflegerischen Ausbildungen nicht unbedingt, wie unbewusst erwartet, eine unzumutbare Anhäufung von Kompetenzzielen und Inhalten entstand, sondern sich eine Vielzahl von Doppelungen ergab, die letztendlich das Gesamtkonstrukt des neuen Curriculums durchaus handhabbar machten. Durch die gemeinsame Arbeit ließ sich zudem ein hoher Grad an Identifikation mit diesem Curriculum erzielen.

2. Einzelfallanalyse

2.2.5. Fragebogenerhebung 2

Vier Jahre nach der ersten Erhebung der Ausgangslage und der im Vorab beschriebenen Prozessphasen der Schulentwicklung erschien es zur Erfassung der Auswirkungen der wissenschaftlichen Begleitung, vor allem aber im Hinblick auf die geplante Umsetzung des neuen Curriculums und dessen Evaluation sinnvoll, erneut eine Fragebogenerhebung durchzuführen. Um einen Vergleich mit den Erhebungen der ersten Phase vornehmen zu können, wurde die Entscheidung getroffen, erneut den gleichen Fragebogen zu verwenden und ihn an die Schülerinnen und Schüler sowie Lehrenden der beiden Schulen zu verteilen. Es handelte sich zwar nicht um die gleiche Personengruppe – nicht nur die Schülerinnen und Schüler hatten ausbildungsbedingt gewechselt, in dem Lehrerkollegium hatten Veränderungen stattgefunden – aber die Schulleitungen waren geblieben. An der Schule A war als ein neuer Ausbildungszweig die Heilerziehungspflege hinzugekommen. Aus der Zusammenführung der beiden Schulen waren unterschiedliche Formen der inhaltlichen Zusammenarbeit entstanden.

2.2.5.1. Vergleich der beiden Schulen 2015

Drei Ausbildungsstränge wurden im Jahre 2015 an der Schule A von insgesamt 22 Lehrenden unterrichtet: Altenpflege, Pflegeassistenz und Heilerziehungs-pflege. Die Gesamtzahl der Schülerinnen und Schüler betrug im Ausbildungsjahr 2014/2015 180. Davon waren 112 in der Altenpflege, 37 in der Heilerziehungspflege und 31 in der Pflegeassistenz. Die von den Schülerinnen und Schülern ausgefüllten Fragebögen (89 Altenpflege (entsprechend 79,4 der Altenpflegeschülerinnen und -schüler, 49,4% der Gesamtpopulation), 25 Heilerziehungspflegerinnen und -pfleger (entsprechend 67,6% der Heilerziehungspflegerinnen und -pfleger, 13,9% der Gesamtpopulation), Pflegeassistentinnen und -assistenten 24 (entsprechend 77,4% der Pflegeassistenz, 13,3 der Gesamtpopulation) , insgesamt 138 Fragebögen entsprechend 76,6% der Gesamtpopulation) wurden zunächst für jeden der drei Ausbildungsgänge getrennt voneinander ausgewertet. Übereinstimmungen und Differenzen konnten so ermittelt werden. Von Seiten der Lehrenden lagen 8 ausgefüllte Fragebögen (entsprechend 36,4%) vor.

An der Schule B wurden von 11 Lehrenden insgesamt 96 Schülerinnen und Schüler in der Gesundheits- und Krankenpflege unterrichtet. 64 Schülerinnen und Schüler (entsprechend 66,7% der Gesamtzahl) und 8 Lehrende (entsprechend 72,2% der Gesamtzahl) hatten den Fragebogen ausgefüllt.

Das Klima an der Schule - ein Indikator für Zufriedenheit
Das Klima an beiden Schulen wurde von den Beteiligten in der Mehrzahl als gut beschrieben. Sowohl Lehrende als auch Schülerinnen und Schüler schienen relativ zufrieden zu sein. Graduell waren diese Personengruppen allerdings an der Schule A weniger zufrieden als an der Schule B. Bei dem Versuch, die Frage zu beantworten, woran das liegen konnte, erwies sich in der Übersicht der weiteren Ausführungen in dem Fragebogen ein inhaltliches, curriculares Problem als zentral, das mit einem organisatorischen Problem verbunden war: die Curricula an der Schule A wiesen mehr Unsicherheiten und Passungsprobleme mit praktischen Anforderungen aus als an der Schule B. Lernfelder wurden an ersterer als eher undurchsichtige und komplizierte Sortierungspraxis für Themenfelder betrachtet. Weder den Schülerinnen und Schüler noch den Lehrenden war die Struktur und didaktische Bedeutung der Lernfelder wirklich eingängig. Die Lernsituationen als kleinste curriculare Einheiten schnitten zwar in der Bewertung besser ab, litten aber an Problemen in der organisatorischen Umsetzung.

Das Bild des Gegenübers als Indikator für den Verlauf der pädagogischen Prozesse
Wenn es um die Beantwortung der Frage ging, welche Eigenschaften und Fähigkeiten Lehrende aus dem Blick der Schülerinnen und Schüler und Schülerinnen und Schüler aus dem Blick der Lehrenden haben sollten, dann war sowohl zwischen den Schülerinnen und Schülern der beiden Schulen als den Lehrenden jeweils eine große Übereinstimmung erkennbar. Dem *gerechten, freundlichen* und *sich kümmernden* Lehrenden als Wunschbild stand der/die *verantwortungsbewusste, teamfähige* und *lebendige* Schüler/Schülerin gegenüber. Wie passten diese Wunschbilder zusammen und was sagten sie möglicherweise über die Realität des Bezugssystems zwischen Schülerinnen und Schüler und Lehrenden aus? Es war deutlich erkennbar, dass die Frage des *Sich-Kümmerns* für die Schülerinnen und Schüler eine

entscheidende Rolle spielte, insbesondere dann, wenn es in den Praxiseinsätzen Probleme gab. *Sich zu kümmern* hieß, sich für den Betroffenen/ die Betroffene einzusetzen, ihn/sie bei Problemen zu unterstützen und ihn/sie nicht alleine zu lassen. *Freundlichkeit* war hoch attributiert, weil sie den Umgang miteinander auf eine eher ausgleichende Ebene stellte. Ein freundlicher Lehrender war ansprechbarer und bereit, sich auf die Fragen und Probleme der Schülerinnen und Schüler einzulassen. In der Kombination mit dem am höchsten konnotierten Begriff der *Gerechtigkeit* bezeichnete das eine Persönlichkeit, die sich nicht von Vorurteilen leiten ließ, sondern unter Abwägung der ethischen Vorgaben Entscheidungen traf. Dieser/diese Lehrende wäre zu beschreiben als eine moralisch in sich konsistente Person, die sich der tragenden, pädagogisch begründeten fürsorglichen Verantwortung den Schülerinnen und Schüler gegenüber bewusst ist und die Verantwortung für diese Entscheidungen übernimmt.

Diesem Bild stand der ideale Schüler/ die ideale Schülerin gegenüber, die *verantwortungsbewusst* handelte, *teamfähig* war und zudem *lebendig*. Lebendigkeit machte ein aktives Unterrichtsgeschehen möglich und vereinfachte die Arbeit des Lehrenden. *Teamfähigkeit* war eine Kompetenz, die es dem Lehrenden erlaubte, Verantwortung im Unterrichtsgeschehen zumindest bedingt abzugeben. *Teamfähigkeit* als die Fähigkeit, im Kontakt mit anderen zu arbeiten ermöglichte ein Unterrichtsgeschehen, das nicht nur auf stark kontrollierenden lehrerzentrierten Methoden beruhte. Am Lernstandort Praxis war sie unabdingbar, damit der Schüler/ die Schülerin überhaupt zurechtkamen. Wenn dieser Schüler/ diese Schülerin *verantwortungsbewusst* war, dann war für den/die Lehrenden eigentlich eine ideale Situation geschaffen, um Unterricht stressfrei und produktiv zu gestalten. In der Mitte zwischen diesen Ansprüchen stand entsprechend die Frage, wer für was im Unterrichtsgeschehen eigentlich verantwortlich war und wie diese Verantwortung konkret ausgelotet wurde. Es handelte sich um einen Kern der pädagogischen Beziehung: Verantwortung auf der Seite der Lehrenden zu haben und das hieß, *sich zu kümmern* und diese Verantwortung sukzessive an die Schülerinnen und Schüler abzugeben und zwar in der individuell passenden und angemessenen Form. Das verweist auf den Aspekt der Kommunikation, den Austausch der Positionen und Ansprüche, dem Umgang mit Autorität und Überschreitung derselben in der Form des Missbrauchs.

Die Schülerinnen und Schüler erlebten diese pädagogische Kompetenz zumindest in einem gewissen Umfang. Sie beschweren sich eigentlich vor allem über die Organisation des Unterrichtsgeschehens und eine gewisse Hilflosigkeit von Lehrenden in der Koordination desselben. Sie beschweren sich in keinem Fall über die Unfreundlichkeit oder Ungerechtigkeit der Lehrenden. Das mag ein wichtiger Faktor sein, der die Zufriedenheit mit der Schule ausmachte. Ob die Lehrenden mit den Schülerinnen und Schüler in dem angesprochenen Sinne zufrieden waren, wurde in dem Fragebogen nicht angesprochen.

Lehr- und Lernkonzepte als Indikatoren für pädagogische Haltungen
Alle Lehrenden formulierten zumindest theoretisch eine Lehrhaltung, die auf den Prinzipien einer modernen Pädagogik beruhte: individuelles, lebenslanges Lernen, das der Menschenbildung diente und auf Selbstlernprozesse zielte, ließ ein aufklärerisches Bildungsziel erkennen. Die eigene Rolle als Lehrende/r entsprach im Prinzip dem Idealbild eines verantwortungsbewussten Menschen, der sich bemüht, Lernprozesse so spannend wie möglich zu gestalten. Inwieweit die Unterrichtsgestaltung sich diesem Modell entsprechend gestaltete, blieb unklar. Die Schülerinnen und Schüler äußerten sich lediglich an einigen Stellen (z.B. Methoden, Umsetzung des Lernfeld-prinzips) dahingehend, dass ein abwechslungsreicherer Ablauf wünschenswert sei. Da entsprechende Bewertungsraster für Lehrende nicht in den Fragebogen aufgenommen wurden und sicherlich aus ethischen Gründen nicht wünschenswert sind, blieb diese Frage im Prinzip offen.

Der Umgang mit Lernfeldern und Lernsituationen als Indikator für die Qualität des Curriculums
An jeder der beiden Schulen wurden unterschiedliche pflegerische Ausbildungsgänge mit je unterschiedlichen curricularen Grundlagen unterrichtet. Diese entsprachen den gesetzlichen Grundlagen. Lernfelder waren zumindest in der Altenpflege bedingt wieder in das System der Fächer reintegriert worden. Allen vier curricularen Grundlagen gemeinsam war, dass sie als kleinste curriculare Einheit mit Lernsituationen arbeiteten, aber diese waren wiederum unterschiedlich konstruiert. Die Arbeit mit Lernsituationen, darin waren sich alle Lehrenden und Schülerinnen und Schüler einig, dienten da-

zu, den Theorie-Praxis-Transfer zu unterstützen. Sie spiegelten mögliche komplexe Handlungssituationen wieder und dienten dazu, sie im schulischen Kontext lösungsorientiert zu durchdenken. Während ein Teil der Lehrenden und Schülerinnen und Schüler an Schule A diese als mehr oder weniger konstruiert, weniger praxisnah und organisatorisch eher problematisch in der Umsetzung erlebten, waren die Lehrenden und Schülerinnen und Schüler an Schule B den Lernsituationen gegenüber eher positiv eingestellt. Um eine genauere Analyse der Gründe für diese Differenzen vorzunehmen, erschien es sinnvoll, sich die Form und praktische Umsetzung der Lernsituationen an beiden Schulen genauer anzusehen. Beide gingen von unterschiedlichen Konstruktionsprinzipien für diese aus. Die Anbindung an die Lernfelder war ebenso unterschiedlich wie die Organisation der Lerninhalte im Rahmen von Lernsituationen. Es bot sich an, die curricularen Grundlagen der Ausbildungsgänge in Schule A daraufhin zu überprüfen, wo und wie und warum die Anschlussstellen an die Lernfelder oder Fächer nicht so gut funktionierten und warum die Praxisrelevanz der Lernsituationen in Teilen kritisch eingeschätzt wurde.

Der Theorie-Praxis-Transfer als Indikator für die Qualität der beruflichen Handlungskompetenz

Die Frage, wie die beiden Lernstandorte in der pflegerischen Ausbildung zusammenpassten, einander ergänzten und aufeinander abgestimmt waren, beeinflusste entscheidend die Qualität der Ausbildung. Alle Ausbildungsgänge fanden, den gesetzlichen Vorgaben folgend, an zwei Lernstandorten statt: der Schule und Praxiseinrichtungen. Und in jedem Fall ergaben sich unübersehbare Probleme.

Wenn man davon ausgeht, dass im Idealfall beide Lernstandorte als Ausbildungsorte gut organisiert waren und an der Schaltstelle zwischen beiden eine angemessene Vermittlung stattfand, war es theoretisch möglich, optimale Anpassungen zwischen dem theoretischen Wissen, der Analyse und Reflexion praktischer Erfahrungen und der Anwendung und Erprobung dieses Wissens zu leisten. Das, was man in der Schule und in der Praxis lernen konnte, passte im Prinzip im Hinblick auf die Entwicklung der beruflichen Handlungskompetenz gut zusammen.

Aus der Sicht der Schülerinnen und Schüler und Lehrenden gab es bestimmte Inhalte, die man in der Schule lernte und die für die Praxis besonders relevant waren und ebenso umgekehrt. Wenn man davon ausgeht, dass zukünftige Pflegende lernen mussten, Pflegebedürftige angemessen zu versorgen, dann war das die Kernkompetenz, die sie erwerben mussten. Dazu war es notwendig, sich in den jeweiligen Pflegeeinrichtungen, in der Organisation und damit im Team so zu verorten und mitzuteilen, dass sie diesen personenbezogenen Pflegeansatz umsetzen konnten. Es war deutlich erkennbar, dass aus der Sicht der Schülerinnen und Schüler hier unterschiedliche Anforderungsprofile für die jeweiligen Ausbildungsgänge vorlagen. Waren sich eigentlich alle darin einig, dass das Erlernen von Pflegetechniken und in unterschiedlichem Umfang kommunikativer Fähigkeiten im schulischen Kontext wichtig warn und in der Praxis vor allem der *Umgang mit Patientin-nen/Patienten* und der *Umgang mit Belastungen im Team* erlernt werden kann, so wich insbesondere die Bewertung von Kenntnissen der *Hygiene* und *Medizinischer Grundlagen* voneinander ab.

Geht man einen anderen Weg und fragt sich, wie diese von den Schülerinnen und Schüler und bedingt Lehrenden formulierten Lerninhalte zusammenhängen, schimmert dahinter eine mögliche Grundlage für eine bessere Abstimmung zwischen den Lernstandorten bereits durch. *Pflegetechniken*, das Wissen um *Hygiene* und *Medizinische Grundlagen* ebenso wie andere schulische Lerninhalte hatten für die Lehrenden und die Schülerinnen und Schüler ebenso wie das Erlernen kommunikativer Grundlagen im Rahmen einer Pflegeausbildung vor allem den Zweck, den praktischen Umgang mit den Patienten angemessen zu gestalten. Es handelte sich um *Techniken* und Kenntnisse, die im Rahmen einer pflegerischen Ausbildung nur dann sinnvoll waren, wenn sie diesem Ziel dienten. Dass dazu eine gewisse Teamfähigkeit und der Umgang mit Belastungen gehörte, war für sie zwingend. Beides schloss sich nicht aus, sondern bezog sich aufeinander. Man konnte also an beiden Lernstandorten jeweils aus einer unterschiedlichen Lernperspektive jedes dieser Felder bearbeiten oder musste es sogar. Wenn man davon ausgeht, dass es immer eine individuell unterschiedliche Konstellation in diesem Lerndreieck zwischen dem Schüler/ der Schülerin und den beiden Lernstandorten der Theorie und Praxis gab, dann differierte in der zeitlichen Abfolge der Ausbildung jeweils das, was in der konkreten Situation notwendig und hilfreich erschien. Diese Konstellation galt es durch Reflexion zu erfassen und sich an den jeweiligen Ausbildungsorten die Informationen und Hilfestellungen zu suchen, die man für die Lösung auftretender Fragen und Probleme benötigte.

Genau an diesem Punkt fanden sich Probleme, die sich aus der oft fehlenden Kooperation an der Scharnierstelle zwischen Schule und Praxis ergaben. Nach Ansicht der Schülerinnen und Schüler und der Lehrenden war das vor allem ein kommunikatives und organisatorisches Problem und ein Problem, das auf den Schultern der in der praktischen Ausbildung tätigen Anleiter und Anleiterinnen ausgetragen wurde. Der Blick auf das gesellschaftliche und wirtschaftliche Rahmenfeld entfiel hier völlig und individualisierte die Problemlage. Bemüht um eine Lösungsperspektive fielen hier – wie übrigens auch an anderen Stellen – die ethischen und berufspolitischen Hintergründe dafür weitgehend unter den Tisch.

Damit korrespondierte letztendlich die geringe Bereitschaft, sich der Frage zu stellen, wie denn das Wissen in die Praxis und die Praxis in die Schule kommt. In der Betonung der fehlenden Vermittlung wurden allenfalls Anspruchsmuster formulierbar, die auf eine Verbesserung der Verknüpfung zielten und erneut die Kommunikation und Reflexion als zentral herausstellten. Auf der ganz konkreten Erlebnisebene sollten sich einfach die Akteure – also in diesem Fall die Lehrenden und die Praxisanleiterinnen und –anleiter – lernen, sich besser zu verständigen.

Zukunftsperspektiven für die Schule als Indikator für aktuelle Probelemlagen

Eine Vision für eine *Schule der Zukunft* zu entwickeln, war als eine Art Gegenmodell zu den aktuellen Problemen gedacht, umgriff ganz verschiedene Ebenen und erwies sich für Lehrende und Schülerinnen und Schüler als ähnlich. In einer *Schule der Zukunft* waren die räumlichen, technischen und organisatorischen Probleme gelöst. Ein *Haus des Lernens* bot hinreichend Möglichkeiten, sich kreativ zu entfalten und Lernprozesse optimal zu gestalten. Der Theorie-Praxis-Transfer funktionierte.

Es handelte sich um eine Vision, die unabhängig von den gesellschaftlichen und wirtschaftlichen Rahmenbedingungen zu existieren schien. Das Schulgebäude war hinreichend groß. Es gab viele Möglichkeiten, Lernprozesse zu fördern. Die Räume selbst waren technisch gut ausgestattet und hell und freundlich sowie funktional eingerichtet. Die Stimmung an der Schule war gut und jeder Schüler und jede Schülerin erfuhr eine optimale individuelle Förderung. Bedenkt man, dass die Stimmung an den Schulen bereits als gut beschrieben wurde, handelte es sich dabei um Optimierungen eines bereits bestehenden Zustandes. Diese Veränderungen kosteten Geld und die Bereitstellung von finanziellen Mitteln für eine solche Innovation verlangte eine Einsicht in deren Sinnhaftigkeit. Dass es dazu notwendig sein könnte, die curricularen Grundlagen anzupassen, fand kaum Erwähnung, obwohl es sich dabei um eine durchaus logische Konsequenz des bereits Ausgeführten handelte.

Schlussfolgerungen und Perspektiven
Beschränkt man sich einmal auf den Lernstandort Schule, dann ist deutlich erkennbar, dass die an beiden Schulen bereits eingeschlagenen Wege des Lehrens und Lernens entwicklungsfähig ist. Der Grad der Zufriedenheit unter den Schülerinnen und Schüler und innerhalb des Kollegiums ist hoch. Schwierigkeiten ergeben sich vor allem an zwei Punkten: der Organisation der Umsetzung curricularer Grundlagen und zumindest für Schule A in den curricularen Vorgeben selbst. Das Problem des gestörten Theorie-Praxis-Transfers ist kurzfristig kaum lösbar und die Perspektive eines neuen Schulgebäudes mit einer wesentlich verbesserten Grundlage für individualisierte Lernprozesse ist eher eine Zukunftsfantasie.

2.2.5.2. Vergleich der beiden Schulen 2011 - 2015

Welche Veränderungen lassen sich in einem Vergleich der Fragebogenerhebungen aus den Jahren 2011 und 2015 erfassen?

Zunächst einmal gilt es, die Rahmenbedingungen in den Blick zu nehmen. Beide Schulen hatten einen Kooperationsvertrag abgeschlossen und gemeinsame Organisationsstrukturen (z.B. Steuerkreis), Aktionen (z.B. Schülerinnen- und Schüleraustausch, Projekte) und Fortbildungen eingesetzt. Die Anzahl der Schülerinnen und Schüler hatte nicht wesentlich verändert, die der Lehrenden entsprechend auch nicht. Ein neuer Ausbildungsgang war an Schule A hinzugekommen: die Heilerziehungspflege.

2. Einzelfallanalyse

Die Schülerinnen und Schüler selbst hatten natürlich entsprechend dem Durchlauf der Ausbildung in jeweils drei bzw. für die Pflegeassistenz zwei Jahren gewechselt. Auch im Lehrerkollegium hatten personelle Veränderungen stattgefunden. Die beiden Schulleitungen waren allerdings über den gesamten Untersuchungszeitraum gleich geblieben. Grundsätzlich geändert hatten sich auch nicht die Schulstandorte. Schule B hatte allerdings teilweise in einem anderen Gebäudeteil Räume im Ausgleich für abzugebende Räume zugewiesen bekommen. Die Ausstattung der Räume hatte sich im Wesentlichen ebenfalls nicht geändert.

So ist zusammenfassend zunächst einmal festzuhalten, dass sich an beiden Schulen trotz einer Reihe von organisatorischen Neuerungen und personellen Veränderungen erstaunlich wenig geändert hatte. Die *Stimmung* war, zumindest in dem, was sich über die Fragebögen ermitteln ließ, nahezu gleich geblieben. Die Vorstellungen über den typischen Lehrenden und den typischen Schüler/ die typische Schülerin waren mit leichten Rankingablösungen ebenfalls geblieben. Gelehrt und gelernt wurde aus einer pädagogischen Haltung heraus, die sich an Grundsätzen der konstruktivistischen Didaktik orientierte. Die Methodenkenntnisse waren weiterhin zufriedenstellend. Die Differenz zwischen den Schulen in der Definition und Einschätzung zentraler curricularer Grundlagen im Rahmen des Lernfeldkonzeptes war im Prinzip gleich geblieben. Die Problematik des Theorie-Praxis-Transfers war geblieben. Für die Zukunft erhofften sich weiterhin die am Lernprozess Beteiligten eine individuell besser angepasste Lernatmosphäre. Verbesserungen wurden vor allem im Bereich der Ausstattung der Schulräume und der Organisation des Unterrichts gewünscht.

Fragt man vor dem Hintergrund einer eher stabilen Grundstruktur danach, an welchen Stellen denn überhaupt Veränderungen zu konstatieren waren, die sich auf die Qualität der Ausbildungen auswirkten, dann traten in den Fragebogenerhebungen zwei Aspekte in den Vordergrund: die Organisation der Umsetzung curricularer Inhalte und die Struktur des Theorie-Praxis-Transfers.

Das Curriculum
Leichte Veränderungen ließen sich in Bezug auf den Umgang mit curricularen Inhalten an Schule A festhalten. Sie lagen in der deutlich besseren Be-

wertung von Lernsituationen als kleinste curriculare Einheit des Lernfeldkonzeptes und in der ebenfalls besseren Handhabung von Koordinationsproblemen zwischen den zwei Lernstandorten. Die Schülerinnen und Schüler fühlten sich an dem Lernstandort Praxiseinrichtung nicht mehr so alleine gelassen, wenngleich sie deutlich und immer noch unter der zum Teil brüchigen Kooperation litten. Wenn man sich die Gründe ansieht, die die Lehrenden und die Schülerinnen und Schüler an Schule A dafür anführten, dann wurden organisatorische Unstimmigkeiten, Undurchsichtigkeiten und Planungsunsicherheiten benannt. Grundsätzlich blieb für alle am Lehr- und Lernprozess Beteiligten weitgehend unklar, wie eigentlich Lernfelder und Lernsituationen zusammenhingen.

Das war in Bezug auf die curricularen Grundlagen an Schule B so nicht der Fall. Dort herrschten weiterhin eine kontinuierlich positive Haltung der Lehrenden und der Schülerinnen und Schüler vor.

Der Theorie-Praxis-Transfer
Bezüglich der Probleme, die sich in der An- und Einpassung zwischen den beiden Lernstandorten Schule und Praxiseinrichtung ergaben, ließen sich mehrere Problemfelder erkennen, die in ihrer Grundstruktur im Wesentlichen gleich geblieben waren und lediglich in ihren Auswirkungen auf die Schülerinnen und Schüler für Schule A eine Abmilderung erfahren hatten. So erlebten die Schülerinnen und Schüler der Schule A den Umgang von Lehrenden an der Schule in der Bewältigung von Problemen in den Praxiseinrichtungen nicht mehr als bedrohlich abweisend.

Eine leichte Verschiebung hatte sich an Schule B in Bezug auf die Bewertung der Wichtigkeit von Lehrinhalten ergeben. Den *Medizinischen Grundlagen* wurde ein größerer Stellenwert als vier Jahre zuvor zugewiesen. Die Position der *Berufspolitik* wurde im Gegensatz zu den Ergebnissen von 2011 eher marginal angesetzt und der Anteil der *Beratung* hatte sich verringert. *Ethik, Berufspolitik* und *Beratung* wurden so in ihrer Wirkung ebenfalls im Jahre 2015 geringer eingeschätzt als 2011 eingeschätzt – und zwar in beiden Richtungen des Theorie-Praxis-Transfers.

Grundsätzlich war die Problematik einer fehlenden Abstimmung zwischen den Lernstandorten an beiden Schulen also virulent geblieben. Obwohl an Schule B ein Praxiscurriculum eingeführt worden war, waren nicht nur organisatorische, sondern inhaltliche Abstimmungsprobleme erkennbar. Die Wege, auf denen *Wissen in die Praxis* kam, war immer noch mit *Stolpersteinen* besetzt und auch der umgekehrte Weg war nicht problemfrei. Eine Verbesserung der *Kommunikation* insbesondere mit den Praxisanleitungen wurde an beiden Schulen als Lösungsweg beschrieben. Auch die Position der Lehrenden und Schülerinnen und Schüler in Bezug auf das, was von dem schulischen Wissen in der Praxis angewendet werden konnte und umgekehrt hatte sich in den vier Jahren kaum geändert: *Pflegetechniken* und Grundlagen der *Kommunikation* lernte man nach Ansicht der Lehrenden und Schülerinnen und Schüler vor allem in der Schule während in der Praxis der *Umgang mit Belastungen* und der *Umgang mit den Patienten* sowie das *Verhalten im Team* im Vordergrund standen. In diesem Punkt war die Position der Schülerinnen und Schüler und der Lehrenden kongruent.

2.3. Zusammenfassung

Die Ergebnisse sehen auf den ersten Blick eher deprimierend aus. Nicht in Bezug auf das, was in dem Beobachtungszeitraum verändert und geleistet wurde, auch nicht in Bezug auf den wissenschaftlichen Erkenntniswert, sondern in Bezug auf das, was als praktischer Erfolg im Sinne eines anvisierten Zieles tatsächlich nachweisbar ist.

Aus einer eher empathischen Perspektive lässt sich feststellen, dass von und auf Seiten der Schulleitungen und der Lehrenden viel Herz-blut in die Arbeit an den Lehr- und Lernprozessen geflossen ist. Das Engagement war beachtlich. Sicherlich gab es auch die Lehrenden, die sich eher auf den Standpunkt gestellt haben, dass sie das alles wenig anginge und sie in Ruhe gelassen werden wollten, doch diese Gruppe erscheint in der nachträglichen Betrachtung eher als eine Minderheit.

Im Rückblick auf die umgesetzten Veränderungen lässt sich zunächst einmal nur erkennen, dass auf der organisatorischen und inhaltlichen Ebene viel bewegt wurde. Steuerkreise, Fortbildungen, Arbeitsgruppen und offene Kooperationen zwischen den Lehrenden innerhalb einer Schule und zwischen den kooperierenden Schulen wiesen auf eine lebendige Schulkultur hin. Lehrende vernetzten sich untereinander und Schülerinnen und Schüler der unterschiedlichen Ausbildungsgänge lernten voneinander und miteinander. Projekte wurden durchgeführt und waren öffentlichkeitswirksam. Ein Bemühen um den einzelnen Schüler und die einzelne Schülerin war erkennbar.

Und trotzdem. Deprimierend, obgleich theoretisch bereits im Vorfeld zu antizipieren, ist die Erkenntnis, dass und wie die Komplexität des Systems Schule keine zumindest langfristigen Aussagen über die Nachhaltigkeit einer Wirkung zulässt.

Ausgangslage
Entsprechend war bereits die Ausgangslage hinreichend komplex: zwei Schulen mit je unterschiedlichen pflegerischen Ausbildungsgängen standen kurz davor, zu kooperieren. Der Beschluss der einen Schule, eine wissenschaftliche Begleitung zu benötigen, wurde prozessorientiert auf die kooperierende Schule ausgedehnt. Aus dem ursprünglichen Arbeitsauftrag – eine Lösung für ein anstehendes curriculares Problem zu suchen und Fortbildungen durchzuführen – wurde die umfassende Aufgabe, sich um die Begleitung der Kooperation zu kümmern. Der Begriff des *Kümmerns* definierte ein Handlungsfeld, das sich erst im Verlauf konkretisierte. Er signalisierte eine Art Lückenschlusssystem für Probleme, die sich eigentlich noch gar nicht orten ließen. Aber genau das ist ja im klassischen Sinne der Kern der Aktionsforschung: Sie definiert ihren Gegenstand im Prozess und sie interveniert in der Analyse von Problemen in diesem Prozess.

Zumindest wurden im Verlauf der wissenschaftlichen Begleitung einige innere Strukturelemente der beiden Schulen als berufsbildende Pflegeschulen deutlich, die den Umgang mit Schulprozessen für diese spezielle Schulform prägten: Zwei Lernstandorte, die nur bedingt miteinander kooperierten, Lehrende, die differierende pädagogische und/oder praktische Ausbildungen vorwiesen, Schülerinnen und Schüler, die sich aus den unterschiedlichsten allgemeinbildenden Schultypen, Nationen und Intelligenzgraden sowie sozialen Bezügen zusammensetzten schafften bestimmte Ausgangsbedingungen, die sich auf die Struktur der Schulentwicklung auswirkten.

Die Größe der Schulen mit jeweils 184 bzw. 96 Schülerinnen und Schüler und 22 bzw. 11 Lehrenden blieb für beide Gruppen überschaubar. Ein Lehrerzimmer, ein Sozialraum, wenige Klassenräume – viele Orte der Begegnung waren möglich. Die Organisation der Praxiseinsätze durchbrach die

Anwesenheit in der Schule. Schülerinnen und Schüler standen immer wieder in Eingewöhnungsphasen dem einen oder anderen Lehrstandort gegenüber. Unterricht, der von der Schule aus organisiert wurde, verlief als Unterricht in fächerähnlichen Bezügen, als praxisvorbereitender und praxisnachbereitender Unterricht, als Unterricht in Lernfeldern und Lernsituationen, aber auch in Projekten, durch Praxisbesuche der Lehrenden an den Ausbildungsorten in der Praxis. Der Einsatz in den jeweiligen Praxiseinrichtungen wurde mehr oder weniger gut und intensiv begleitet von Praxisanleitungen. Je nach Ausbildungsgang konnte es sich bisweilen auch einfach nur um eine Art learning by doing handeln.

Personen
In dem betrachteten Einzelfall zweier kooperierender Pflegeschulen lässt sich in der Zusammenschau der Ergebnisse zunächst einmal vor dem Hintergrund dieser Rahmenbedingungen auf einer ersten Stufe beschreiben, welche Personen in den Prozess der Schulentwicklung wie involviert waren. Daraus lassen sich zumindest einige Hinweise ableiten, die erklären können, warum sich bestimmte Problemkonstellationen als stabil erwiesen. Schulleitungen, Lehrende in der Schule und Praxisanleitungen in den Einrichtungen, Schülerinnen und Schüler stellten dabei die Hauptakteure der Lehr- und Lernarrangements dar.

- Schulleitungen wirkten an der Nahtstelle zwischen der Mikro-, Meso- und Makroebene als zentrale Schalt- und Vermittlungsakteure. Sie verfügten über Richtlinienkompetenz. Sie waren Ansprechpartner für Lehrende und Schülerinnen und Schüler. Sie waren allerdings nur bedingt Ansprechpartner und Vorgesetzte für diejenigen Personen, die in der Praxis die Ausbildung der Schülerinnen und Schüler begleiteten. Alle Maßnahmen und Interventionen brachen sich in ihrer Wirksamkeit an dieser Reibungsfläche der Beeinflussungsmöglichkeit.
- Lehrende an den Schulen standen im Spagat zwischen den Schülerinnen und Schülern und den Praxisanleitungen. Ihre Kernkompetenz war der Unterricht, den sie gestalten mussten. Wenn sie die Praxiseinsätze der Schülerinnen und Schüler begleiteten, standen sie zudem in einem Spagat zwischen ihren eigenen Unterrichtsin-

halten und dem, was in der jeweiligen Einrichtung als zentraler Unterrichtsinhalt angefordert, gelehrt und gelernt wurde. Sie waren den Schulleitungen gegenüber zwar verpflichtet, aber nur bedingt in ihrem beruflichen Handeln kontrollierbar.
- Schülerinnen und Schüler wiederum als Surrogat von Erziehungs- und Bildungsprozessen mussten mit der Tatsache leben, dass sie an den beiden Ausbildungsstandorten möglicherweise unterschiedliche Dinge lernen sollten oder lernten. Sie sahen sich in einer direkten personellen Verpflichtung den jeweiligen beiden Ausbildungsleitungen gegenüber, die ihre Leistungen benoteten und ihnen damit einen Zugang zum Berufsfeld nach Abschluss der Prüfungen eröffneten.
- Praxisanleitungen als vierte Gruppe in diesen Lehr- und Lernarrangements sahen sich in der Verantwortung, ihrem Arbeitgeber, ihren direkten Vorgesetzten in den jeweiligen Einrichtungen und den Patienten bzw. Klienten gegenüber, die sie versorgten. Sie arbeiten in Teams und diese Teams definierten, wie viel Raum und welchen Raum sie den Schülerinnen und Schülern zur Verfügung stellen konnten.

Instrumente
Auf einer zweiten Stufe der Analyse ging es zunächst darum, die Instrumente zu beschreiben, die im Verlauf entwickelt und eingesetzt wurden. Zwei dieser Instrumente lagen auf der organisatorischen Ebene (Fortbildungen und Steuerkreis). Ein weiteres Instrument befand sich auf der inhaltlichen Gestaltungsebene (Curriculum). Die Beschreibung der Funktionsweise dieser Instrumente diente dazu, sie in ihrer Wirkung auf die bereits bestehenden Systeme der Schulen zu erfassen.
- Der Zweck und die Organisation der Fortbildungen änderten sich im Zuge der wachsenden Kooperation der beiden Schulen. Eingerichtet als ein Instrument, um die didaktische Kompetenz der Lehrenden an Schule A zu verbessern wurden sie zunehmend mehr zu einem Ort der Information und Koordination von Aktivitäten, die die Kooperation beider Schulen betrafen.

- Der Steuerkreis als Instrument der Schulleitungen und ihrer Stellvertretungen diente vor allem dazu, gemeinsame Aktivitäten an beiden Schulen zu planen, umzusetzen und zu reflektieren. Durch die Teilnahme der wissenschaftlichen Begleitung wurde der Steuerkreis zunehmend mehr ein Instrument, um externe Anregungen und Prozessanalysen in diese Entscheidungsprozesse einzubeziehen.
- Die Arbeit an und mit bereits bestehenden Curricula und die Entwicklung neuer Ansätze als zentrales Instrument für eine inhaltliche und unterrichtsbezogene Schulentwicklung erfolgten mit Unterstützung der wissenschaftlichen Begleitung. Von der Verbesserung der schulischen Curricula an Schule A, einer Anpassung der unterschiedlichen Curricula an den Schulen A und B über eine Entwicklung gemeinsamer didaktischer Grundlagen hin zur Konzeption eines neuen Curriculums reichte das Aufgabenspektrum.

Fragebogenerhebung

In einem dritten Analyseschritt sollte erfasst werden, welche nachweisbare Wirkung diese schulischen Entwicklungsprozesse auf das System der Schulen hatten. Dazu waren die Fragebogenerhebungen zu Beginn und am Ende des Begleitungszeitraumes durchgeführt worden. In einem Vergleich der Ergebnisse beider Fragebogenerhebungen ließen sich folgende Rückschlüsse ziehen.

- Das Schulklima blieb für die Lehrenden und die Schülerinnen und Schüler an jeder der beiden Schulen trotz einer Reihe von Interventionen, einer Veränderung der Rahmenbedingungen und eines Wechsels des Personals im Wesentlichen gleich. Der Anspruch der Schülerinnen und Schüler an die Aufgaben eines/einer Lehrenden änderte sich ebenfalls wenig. *Sich wohlzufühlen* war das erstrebenswerte Ziel und die Fürsorgepflicht, die Schülerinnen und Schüler den Lehrenden zuwiesen, wurde getragen von einem eher familienähnlichen Sozialverhalten. *Sich zu kümmern* hieß dann auch, die Defizite, die sich in der Praxis ergaben, aufzufangen.
- Es war deutlich geworden, dass die Lehrenden an der Schule A im Laufe der fünf Jahre gelernt hatten, sich mit dem Konzept der

Lernfelder und Lernsituationen besser vertraut zu machen und so eine Angleichung der didaktischen Wissensbestände mit der Schule B stattgefunden hatte. In diesem didaktischen Feld ließen sich leichte Veränderungen an Schule A auf Seiten der Lehrenden festhalten. Ein Zuwachs an didaktischen Grundlagenkenntnissen war zu verzeichnen. Die Organisationsproblematik der Lernfelder und Lernsituationen war trotz der geplanten Intervention gleich geblieben. Allerdings war die Wertschätzung von Lernsituationen als kleinster curricularer Einheit auf der Seite der Schülerinnen und Schüler gestiegen. Sie sahen diese grundsätzlich als ein probates Mittel an, um im schulischen Unterricht Konflikte aus der Praxis zu reflektieren. Aber weder Lehrende noch Schülerinnen und Schüler ließen erkennen, dass sich daraus auch ein kritischer Impuls für den Umgang mit Kompetenzen und Inhalten entwickelt hatte.

- Die Problematik des fehlenden oder gestörten Theorie-Praxis-Transfers war in ihrer Wirkung für die Schülerinnen und Schüler an der Schule A nicht mehr so eklatant destruktiv spürbar. Generell blieb das Grundsatzproblem des Theorie-Praxis-Transfers allerdings an beiden Schulen bestehen.
- An Schule B ließ sich eine leichte Tendenz zur Rückkehr in ein tradiertes Pflegeleitbild beobachten, das mit einer größeren Wertschätzung medizinischer Grundlagenkenntnisse verbunden war.
- Der Prozess der Schulentwicklung in dem begleiteten und beobachteten Zeitraum von fünf Jahren hatte so, folgt man den Ergebnissen der Fragebogenauswertung, nicht zu einer Verschlechterung des Schulklimas geführt. Eine Angleichung beider Schulen in Bezug auf die Entwicklung didaktischer Kompetenz hatte stattgefunden. Die Schülerinnen und Schüler an Schule A schätzten am Ende des Untersuchungszeitraumes ebenso wie die Schülerinnen und Schüler an Schule B Lernsituationen als probates Mittel der Unterrichtsgestaltung. Die Anforderungsprofile der am Unterricht Beteiligten waren stabil geblieben. Gleich geblieben war auch ein stabilisierendes Grundkonzept, das eine Wohlfühlatmosphäre von der Beziehungsebene zwischen Lehrenden und Schülerinnen und

Schülern aus definierte. Eine Kritik an Inhaltsvorgaben und Kompetenzprofilen fand nicht statt.

3. Ergebnisse

Sortiert man die Ergebnisse der empirischen Studie entlang der drei zentralen Elemente der Schulentwicklung – Personal, Organisation und Unterricht – und rekurriert auf die Elemente, die im konkreten beschriebenen Einzelfall Prozesse der Schulentwicklung positiv beeinflusst haben wird ein bestimmtes Strukturmuster erkennbar. Elemente für eine gelingende Entwicklung werden sichtbar.

3.1. Personal

3.1.1. Innere Sicherheit und Anerkennung

Teamentwicklung verlangt eine Diskussionskultur, die gekennzeichnet ist durch die Fähigkeit, mit Konflikten angemessen umgehen zu können. Gefühle als Bedürfnisse, die die rationalen Entscheidungen mit begründen, müssen ansprechbar sein und vor allem konstruktiv berücksichtigt werden. Das strategische Denken des Teams ist zu fördern.

In dem konkreten Fall der beiden Schulen A und B sollten auch die Personen, die sich einer solchen Entwicklung gegenüber kaum öffnen konnten, zumindest dazu veranlasst werden, ihre Befürchtungen und Ängste zu äußern. Das unterscheidet Lehrerteams grundsätzlich kaum von Klassenzusammenhängen. Wenn also – so die Vermutung – Lehrende lernten, sich selbst diesen Prozessen zu stellen, dann waren sie besser in der Lage, entsprechende Strukturen im Unterricht wahrzunehmen und im Sinne eines Lernprozesses Konflikte aufzulösen. Mit Unterstützung einer wissenschaftlichen Begleitung waren – so die Vorannahme – diese Prozesse lernbar dann, wenn deutlich wurde, dass und wie man mit scheinbaren Widersprüchen und Grenzen umging und Freiheitsräume nutzte.

Die Fortbildungen öffneten den Raum für eine solche Diskussionskultur. Als Entlastung von inneren Ängsten und realen Organisationsproblemen in einem geschützten Raum förderten sie eine Haltung der *inneren Sicherheit*.

3. Ergebnisse

Diese ließ sich mit einem Weg der relativen Freiheit verbinden, sich den konkreten Schwierigkeiten stellen zu können, und so Energien freizusetzen, um im Unterrichtsgeschehen Zeit zu haben für Prozesse des Sich-Kümmerns im Lehr- und Lernprozess. Die Lehrenden benötigten Anerkennung in dem Problem, das sie vorbrachten und gleichzeitig Hinweise darauf, wie sie damit umgehen konnten. Es bestand die begründete Hoffnung, dass Lehrende, die diese Formen der Diskussionskultur für sich eingeübt hatten auch in der Lage und vor allem Willens waren, entsprechende Kommunikationsmodelle auf den Unterricht zu übertragen und sie so an die Schülerinnen und Schüler weiterzugeben.

3.1.2. Schutz und Freiheit

Die Schulleitungen definierten an der Schaltstelle zwischen inneren Prozessen und äußeren Rahmenbedingungen den Raum der Freiheit und des Schutzes, den sie dem Lehrerteam zur Verfügung stellen konnten und wollten. In dem beschriebenen Fall hatte sich gezeigt, dass die Schulleitungen durchaus bereit waren, die eigenen Ideen konstruktiv aus ihrer Sicht einzubringen und diese zumindest bedingt dem Prozess der Teamentscheidung zu unterstellen. Während sie das Instrument des Steuerkreises eher dazu nutzten, um inhaltliche und organisatorische Vorgaben zu machen, blieb im Rahmen der Fortbildungen ein gewisser Freiraum, um diese Vorgaben zu erläutern und in begründeten Fällen auch davon abzuweichen.

3.1.3. Entlastung und Innovation

Die Curriculumentwicklung an den beiden Schulen spielte sich nicht in einem störungsfreien Raum ab. Konkrete Ereignisse an den Schulen selbst und in Bezug auf die Rahmenbedingungen beeinflussten diesen eher sensiblen Bereich. Sie wirkten als Störfaktoren und behinderten die Lehrplanentwicklung.

In einem ersten Schritt erschien es geraten, zunächst für eine Entlastung der Betroffenen, in diesem Fall vor allem die Lehrenden, zu sorgen. Sie wurden im Rahmen des Konzeptes der *inneren Sicherheit* in die Lage versetzt, den auf sie zukommenden Anforderungen offener und ruhiger entgegentreten zu können. Sie wurden an dem Punkt mitgenommen, an dem sie ihre Kompetenzen bereits einbringen konnten. Das hieß, sie von der Last zu befreien, dass Inhalte *abunterrichtet* werden mussten. Der Faktor Zeit spielte dabei eine große Rolle. Wenn es gelang, Lehrenden zu verdeutlichen, wie sie mit der ihnen zur Verfügung stehenden Unterrichtszeit ressourcenschonender im Sinne der Ausbildungsziele umgehen konnten, erweiterte sich der Spielraum und Blick auf die Möglichkeiten von Veränderung. Das schloss selbstverständlich ein, dass der inhaltliche Part der Entwicklung von innovativen, didaktisch und pädagogisch gestützten und den aktuellen Entwicklungen angemessenen Grundlagen für eine solche Curriculumentwicklung vorhanden war.

Die Haltung der Lehrenden wurde in diesem Sinne auf der Grundlage ihrer beruflichen Wertschätzung auf- und ausgebaut. So ergab sich eine schmale Schneise der Bereitschaft, Veränderungen gemeinsam tragen und umzusetzen zu können.

An einem Punkt erschien es besser, einen lange eingeübten Prozess der Stabilisierung von Traditionen durch immanente Veränderungsanregungen in der Curriclumentwicklung zu verlassen und eine Intervention zu wagen, die in einem neuen Zugang innovativ ein Gegenmuster zu diesen tradierten Denk- und Handlungsmustern entwarf. Nachdem an Schule A erkennbar geworden war, dass der Prozess der Curriculumentwicklung sich im Prinzip trotz kleiner organisatorischer Erfolge (z.B. der besseren Einpassung der Lernsituationen in die Lernfelder) immer wieder an dem Problem der überbordenden Inhaltspakete brach und abarbeitete, wurde die Entscheidung getroffen, in der Entwicklung tragfähiger Lehrpläne zweigleisig zu verfahren. Zum einen sollten zunächst die eingeübten Curricula mit den abgesprochenen Änderungen beibehalten werden können. Das entlastete in entscheidender Weise den Schulalltag für die Lehrenden. Zum andern wurde beschlossen, ein neues curriculares Konzept zu entwickeln, dass sich didaktisch als zukunftsträchtig erweisen konnte. Von der Anforderung befreit, dieses neue Konzept sofort in eine Schulpraxis umzusetzen, ergab sich die Sicherheit, offen und konstruktiv über neue Perspektiven zu sprechen. Die Kluft zwischen tradierten und bereits praktizierten Strategien der Lehrplangestaltung, die unzufrieden machten aber erst einmal auch Sicherheit vermittelten und dem zukunftsgewandten neuen Konzept, das diese Sicherheit nicht unmittelbar in Frage stellte, ließ sich nutzen, um perspektivisch eine Haltungskorrektur vorzubereiten. Die Bereitschaft, in einem ersten Versuch zunächst eines der neu konzipierten Module umzusetzen, war vorhanden. Kreative Energie in der Konkretisierung dieses überschaubaren schrittweisen Vorgehens war erkennbar. Zudem wuchs im Lehrerteam ein gewisser Stolz darauf, dass ein solches innovatives Konzept vorhanden war und gemeinsam umgesetzt werden sollte. Und drittens war damit die Angst gebannt auf die zukünftigen gesetzlichen Veränderungen nicht angemessen vorbereitet zu sein. Die Veröffentlichung des Curriculums in einer pflege-wissenschaftlichen Fachzeitschrift erhöhte zudem das Selbstbewusstsein der Lehrenden, dazu beigetragen zu haben (Panke-Kochinke, et al., 2015).

3.2. Organisation

Schulentwicklung findet nicht in einem Freiraum statt. Sie muss die Rahmenbedingungen berücksichtigen, die sie begrenzen und die konkreten Vorgaben analysieren, die durch die Tradition der jeweilgen Schule bereits vorliegen. Sie bestimmen die Zielperspektive und definieren dann für den Einzelfall, welche Instrumente eingesetzt werden können, um diesen Zielen näher zu rücken.

Im konkreten Fall waren das schwerpunktmäßig zwei neue Instrumente, die zusätzlich zu den bereits bestehenden Instrumenten entwickelt wurden: ein Steuerkreis, um die Kooperation der beiden Schulen zu gestalten und interne Fortbildungstage, um die Lehrenden in den Prozess der Schulentwicklung besser einbinden zu können. Information und Koordination waren die Aufgaben dieser Instrumente. Ziel war es, Lehrende besser als bisher geschehen, auf die an sie gestellten Anforderungen und Erwartungen einer Kooperation vorzubereiten und in frühen Stadien der Entwicklung auf Widerstände und Probleme angemessen reagieren zu können.

3.2.1. Information

Die Einrichtung der Fortbildungstage erwies sich in mehrfacher Hinsicht als produktiv.

Zum einen erschien es sinnvoll, die Lehrenden über zentrale sie betreffende schulische Entwicklungen rechtzeitig und genau zu informieren um damit einer Verunsicherung zu einem sehr frühen Zeitpunkt angemessen begegnen zu können. Während sich schriftliche Hinweise in der Form von Wandzeitungen nicht bewährt hatten, war die jeweils an den Fortbildungstagen eingeübte Praxis der Information durch die Schulleitungen hilfreich, um in einem offenen Forum auch zugleich Fragen stellen zu können und Befürchtungen zu artikulieren.

Zum anderen erwies sich die eher entspannte und inhaltlich entzerrte Konzeption der Fortbildungstage als tragfähig, um das Projekt des gegenseitigen Kennenlernens der zwei Lehrerteams zu befördern. Hinreichend viel Zeit zu haben, um während eines Fortbildungstages gemeinsam zu arbeiten und sich vor allem in den Pausen austauschen zu können, wurde als wohltuend bezeichnet.

3.2.2. Koordination

Die Koordination des Integrationsprozesses der beiden Partnerschulen fiel dem von den Schulleitungen selbst eingerichteten Instrument des Steuerkreises zu. Durch die freundliche und angenehme Atmosphäre, die nur geringe Elemente von Konkurrenzbestrebungen zeigte, wurde es möglich, offen inhaltlich zu diskutieren. Die überschaubare Anzahl der Mitglieder des Steuerkreises (fünf Personen) ermöglichte zudem eine schnelle und konstruktive Entscheidungsfindung.

Dadurch, dass die Machtverhältnisse zwischen wissenschaftlicher Begleitung und Leitung im Wesentlichen geklärt wurden und erstere in dem Sozialraum dieses Steuerkreises ihre Rolle finden konnte, wurden die Fragen des wissenschaftlich Sinnvollen, des Machbaren und des Wünschenswerten gegeneinander abwägbar.

Wie wirkte sich dieses Koordinationsinstrument konkret auf die Integrationsprozesse an beiden Schulen aus? Zum einen ließ sich ein Forum zur Schilderung aktueller Problemlagen an jeder der beiden Schulen installieren. Rahmenbedingungen konnten diskutiert werden. Konkrete Hilfe und Unterstützung war möglich. Das war in Grenzen die stützende Funktion des Steuerkreises. Sie diente in der Rollenverteilung der beiden Schulleitungen aber auch dazu, bestimmte Aufgabenfelder insbesondere in der Außendarstellung in einer strategischen Weise auf die verschiedenen Akteure verteilen zu können. Das hatte den Charakter von Bündnispartnern.

3.3. Unterricht

Der Unterricht als ein zentraler Raum des Lehrens und Lernens wurde im Rahmen der wissenschaftlichen Begleitung nicht direkt durch qualitative Methoden der Beobachtung, des Interviews oder der Gruppendiskussion analysiert. Hinweise auf die Durchführung und Wirkungsweise des Unterrichts ergaben sich lediglich durch die Rekonstruktion der Perspektive von Schülerinnen und Schülern sowie Lehrenden in einer zu Beginn und zum Abschluss der Begleitung durchgeführten Befragung mithilfe eines teilstandardisierten Fragebogens.

Da es in dem Zeitraum der wissenschaftlichen Begleitung zu einer Reihe von formalen und inhaltlichen Veränderungen (z.B. Curriculumentwicklung, Förderung der didaktischen Kompetenz der Lehrenden) gekommen war, ging es auch darum, die Auswirkung dieser Bemühungen auf den konkreten Unterricht zu überprüfen. Erkennbar wurde als Veränderung eigentlich nur, dass sich die Belastungen der Schülerinnen und Schüler an der Schule A in Bezug auf den Theorie-Praxis-Transfer reduzierte und das Pflegeleitbild an der Schule B sich eher in eine tradierte Richtung zurückentwickelt hatte. Als beharrendes Element erwies sich ein innerpsychischer Regulationsmechanismus von Anspruch und Erwartungen, die Lehrende und Schülerinnen und Schüler aneinander hatten. Dieser zielte auf genau die Wohlfühlatmosphäre, die weniger mit dem Erlernen von Konfliktfähigkeit zu tun hatte, als mit der Aufrechterhaltung eines familiär erscheinenden Musters, dass die Lehrenden sich kümmern sollten, damit es den Schülerinnen und Schüler gut ging.

3.3.1. *Sich kümmern und gut tun*

Schülerinnen und Schüler beschrieben das Unterrichtsgeschehen weniger auf einer analytischen, mehr rational angelegten Ebene, sondern eher auf einer Ebene der Gefühlsregulierung. Sie fragten so z.B. kaum danach, was im Unterricht an Inhalten vermittelt werden sollte, sondern sie beurteilten die Qualität desselben vornehmlich danach, ob ihnen das Unterrichtsgeschehen subjektiv gut tat. Die Atmosphäre im Unterrichtsgeschehen war für sie zentral. Sie forderten von den Lehrenden eine Haltung des *Sich-Kümmerns* unter der Perspektive von Verantwortung und *Gerechtigkeit*. An dieser Grundeinschätzung änderte sich im Prinzip nichts. Die Lernatmosphäre als innerpsychisches Regulierungsinstrument war für sie zentral.

Die Haltung der Lehrenden beeinflusste im konkreten Unterrichtsgeschehen aus der Sicht der Schülerinnen und Schüler im Wesentlichen den Raum, den sie an der Schule gewinnen konnten, um ihre berufliche Handlungskompetenz in ihrer Ausbildung zu fördern. Lehrende waren Vorbild und damit Orientierungspunkt für Lehr- und Lernprozesse. Sie definierten mit ihrem Schülerbild, was sie Schülerinnen und Schülern zumuten wollten und konnten. Sie waren diejenigen, die dem Wertebild der Schülerinnen und Schüler für einen gerechten, sich kümmernden Lehrenden entsprachen oder nicht. Und sie waren diejenigen, die den Schülerinnen und Schülern mehr oder weniger dabei helfen konnten, den Spagat zwischen zwei Lernstandorten zu meistern. Sie gaben ein Pflegeleitbild vor und sie definierten die moralischen Grundlagen einer pflegerischen Haltung.

Schulisches und praktisches Lernen an zwei Lernstandorten musste sich für die Schülerinnen und Schüler nicht als ein grundlegendes Problem erweisen, wenn Schule in der Lage war, die in der Praxis auftretenden Probleme im Rahmen von Lernsituationen angemessen zu reflektieren und den organisatorischen Ablauf möglichst störungsfrei zu gestalten sowie auf der emotionalen Ebene einen Ausgleich für die konflikthaltigen Erfahrungen der Praxis zur Verfügung zu stellen.

Der Umgang mit dem Lernstandort Praxis floss in dieses System des Schulunterrichtes ein, indem dort ein Raum der Erzählung geöffnet werden konnte, um Probleme in der Praxis einzubringen. War dieser Raum gegeben, trug das zum Wohlbefinden bei. Bestand diese Möglichkeit kaum oder gar nicht, entwickelten die Schülerinnen und Schüler selbst individuelle Durchhaltestrategien.

In dem Moment, in dem Lehrende diesem Anspruchskanon nicht gerecht wurden, entstanden auf der Seite der Schülerinnen und Schüler Probleme. Die Schule als Wohlfühloase adaptierte damit das Bild einer familiären Harmonie, die Schülerinnen und Schüler zumindest bedingt zu Kindern in

3. Ergebnisse

einer Gemeinschaft machte. Dieses Handlungsmodell der Fürsorge wurde nicht von ihnen allein eingebracht und gestaltet, sondern von den Lehrenden unterstützt und gefördert. Konflikte wurden auf der Ebene von Schuldzuweisungen ausgetragen. Dieses innerpsychische Modell der Unterrichtsregulierung existierte an beiden Schulen und zeigte sich als relativ stabil.

3.4. Konklusion

Auf der personalen Ebene lassen sich drei gelingende Perspektiven erfassen, die in dem untersuchten Fall die Schulentwicklung über einen Zeitraum von fünf Jahren mitbestimmt haben. Mit Hilfe
- von Fortbildungen wurden im Schulteam Prozesse der *inneren Sicherheit* und Anerkennung zumindest in Grenzen gefördert.
- des Steuerkreises gelang es den Schulleitungen ansatzweise den Raum zwischen Schutz und Freiheit für Lehrende auszuloten
- der inhaltlichen Arbeit an den Curricula wurde zwischen Entlastung und Innovation ein didaktischer Lernprozess zumindest angestoßen.

Auf der Organisationsebene wurden die Systeme der Information der Lehrenden und der Koordination des und damit Angleichung im Integrationsprozesses verbessert.

Auf der Unterrichtsebene ließ sich ein innerpsychischer Regulationsmechanismus erfassen, der zwischen Lehrenden und Schülerinnen und Schülern Lehr- und Lernprozesse maßgeblich beeinflusste. Wenn Lehrende sich aus der Sicht der Schülerinnen und Schüler angemessen kümmerten, dann wurde das Unterrichtsgeschehen als etwas erlebt, was gut tat. Dieses System erwies sich als weitgehend stabil und veränderungsresistent.

4. Diskussion der Ergebnisse

Es wäre an dieser Stelle reizvoll, Vermutungen darüber zu entfalten, wie die vorab beschriebenen Ergebnisse der Analyse zusammenhängen könnten und vor diesem Hintergrund Phantasien zu entwickeln, wie sich die gewünschten Perspektiven verstärken und die misslungenen Interventionen vermeiden ließen. So ließen sich z.B. die in der Ergebnisdarstellung herausgearbeiteten fördernden Faktoren der *inneren Sicherheit* und Anerkennung, des Schutzes und der Freiheit sowie der Entlastung und Innovation als Aufgabe der Personalentwicklung sowie Information und Koordination als Aufgabe der Organisationsentwicklung heranziehen, um ein Konzept für eine gelingende Schulentwicklung an Pflegeschulen zu beschreiben. Das ist sicherlich nicht grundsätzlich falsch, lassen sich so doch zumindest transferierbare Aspekte einer unterstützenden Schulentwicklung an Pflegeschulen benennen.

Diese Einflussfaktoren brechen sich allerdings an dem auch in der Literatur bereits eindeutig erkannten Problem, das kaum feststellbar ist, was davon eigentlich überhaupt wie in den Unterricht einfließt und welche Wirkung es dort entfaltet. Sollte es tatsächlich darum gehen, dass der im beschriebenen Einzelfall von zwei Pflegeschulen herausgearbeitete spezifische innerpsychische Mechanismus einer Wohlfühlkultur unterstützt werden sollte? Das familiär wirkende Fürsorgemodell des sich kümmernden Lehrenden, der dafür sorgte, dass es den Schülerinnen und Schülern gut ging, der sich verantwortungsvoll darum bemühte, sie von Schwierigkeiten zu entlasten und im Gegenzug erwartete, dass diese Schülerinnen und Schüler *lebendig* und willig dem Unterricht folgten, suggerierte eher ein Wunschmodell der Konfliktfreiheit.

Trotzdem erscheint es insgesamt zunächst einmal denkbar, die Komponente der Sicherheitsgewinnung und Entlastung als ein durchgängiges Strukturelement für gelingende Prozesse der Schulentwicklung zu definieren. Es ließe sich die Hypothese aufstellen, dass gelingende Prozesse der Schulentwicklung an Pflegeschulen nur dann greifen, wenn diese Ebene bei allen Interventionen und Entscheidungen bereits mitgedacht wird.

4. Diskussion der Ergebnisse

Jede Schulentwicklung sollte, so die eingangs aufgestellte Perspektive, auf die Entwicklung der beruflichen Handlungskompetenz der Schülerinnen und Schüler zielen. Dafür waren bereits an anderer Stelle entsprechende Grundlagen entwickelt worden, die auch für den untersuchten Einzelfall gelten sollten (Panke-Kochinke, 2008; Panke-Kochinke, 2011).

Ob und wenn ja wie sich die organisatorische Unterstützung durch den Steuerkreis und der personale Prozess der Förderung von beruflichen Kompetenzen der Lehrenden im Rahmen von Fortbildungen auf diesen Erwerb von beruflicher Handlungskompetenz auswirkte, konnte so direkt nicht erschlossen werden.

Im Verlauf der wissenschaftlichen Begleitung wurde deutlich, dass aufgrund von fehlenden Zeitressourcen die Schülerinnen und Schüler selbst, als Zielgruppe für die Bestimmung der beruflichen Handlungskompetenz nur im Rahmen der Fragebogenerhebung einbezogen werden konnten. Es war also nicht möglich, Unterrichtsprozesse direkt zu beobachten. Deutlich erkennbar wurden auf diesem Wege allerdings die Problemfelder, die sich dem Erwerb beruflicher Handlungskompetenz entgegenstellten. Diese lagen weniger in der Schule selbst begründet, sondern in einem eher störanfälligen Prozess des Theorie-Praxis-Transfers. Schülerinnen und Schüler rekurrierten in der Lösungsperspektive lediglich auf eine Verbesserung der Kommunikation zwischen den beiden Lernstandorten durch eine bessere Koordination und Absprache zwischen Lehrenden und Praxisanleitungen. Sie beschrieben individuelle Strategien, sich selbst in diesem Spagat zurecht zu finden, gaben aber nicht an, welche Rolle der im Unterricht in der Schule erworbene Kompetenzgewinn dabei spielte. Deutlich wurde lediglich ansatzweise, dass die Bearbeitung von Lernsituationen eine wichtige Rolle in der Vorbereitung auf Problemkonstellationen in der Praxis hatte. Zudem wurde die Hoffnung geäußert, dass der schulische Unterricht als eine Art Wohlfühlraum und damit ausgleichende Instanz für die Praxisprobleme gestaltet sein sollte. Aus diesen Ergebnissen lässt sich eine erste Hypothese ableiten.

- **Hypothese 1**: Wenn Schule als Lernstandort einen Beitrag zur Entwicklung beruflicher Handlungskompetenz von Schülerinnen und Schülern leisten will, muss sie sich mit der Frage des Theorie-Praxis-Transfers auseinanderzusetzen. Lernsituationen stellen hierzu ein geeignetes Mittel dar. Sie sollten so konstruiert sein,

dass sie reale Konflikte aus der Praxis reflektierbar machen und nicht einfach als Auffangbecken für Lehrstoff dienen.
Es ist eigentlich nichts dagegen einzuwenden, dass alle an einem Prozess der Schulentwicklung Beteiligten sich dabei auch wohlfühlen wollen und es den Schülerinnen und Schülern gut geht. Diese Qualität wiesen beide Schulen während des gesamten Prozesses in einem hohen Maße auf. Die unterstützenden Faktoren wurden benannt: Sicherheitsbildung, gelingende Kommunikation, gute Organisation und eine angenehme sowie technisch ausreichende Ausstattung der Unterrichtsräume und des Schulgebäudes. Aus der Sicht der Beteiligten waren sie Rahmenbedingungen für eine produktive Lernatmosphäre. Sie behinderten den Erwerb beruflicher Handlungskompetenz sicherlich nicht. Dieses System schien vergleichsweise stabil auch dann zu sein, wenn es zu äußeren und innerschulischen Veränderungen kam. Möglicherweise lernten Schülerinnen und Schüler daran im Transfer, dass es um die Gestaltung solcher Wohlfühlräume auch in der Praxis geht. Vermutlich wäre es aber auch hilfreich zu wissen, wie sich Konflikte lösen lassen, die eben nicht in diesen Systemen von Fürsorge aufzufangen waren. Dass eine solche Kultur der Konfliktaustragung bereits bestand, ließ sich nicht erkennen. Eine zweite Hypothese lässt sich ableiten:

- **Hypothese 2**: Sicherheitsbildung, gelingende Kommunikation und eine gute Organisation behindern ebenso wenig wie die Gestaltung einer Atmosphäre des Wohlfühlens den Erwerb beruflicher Handlungskompetenz. Das Erlernen einer Kultur des Konfliktmanagements ist diesen Faktoren an die Seite zu stellen.

Es erscheint angebracht, auf einer weiteren Ebene der Analyse auch darüber zu reflektieren, wie sich die eigene Rolle als wissenschaftliche Begleitung in dem Prozess der Schulentwicklung ausgewirkt hat, um die Aspekte herauszufiltern, die den Erkenntnisgewinn behindert oder gefördert haben.

Für mich als wissenschaftliche Begleitung zeichnete sich zunächst ein positiver Prozess ab, dessen Stolperfallen ich erst nach und nach zu realisieren vermochte. Die klassischen Regeln der Feldforschung – man lässt einen Forschenden nur soweit in das Feld, wie man es zulassen kann und versucht ihn/sie von bestimmten Ablaufprozessen fernzuhalten bzw. sie in ein passendes Deutungsmuster einzuwickeln – wurden mir ebenfalls erst in der Reflexion deutlich. Rollenkonfusion war auf meiner Seite zu erkennen: zwi-

4. Diskussion der Ergebnisse

schen Freundschaft als Nähe, Wissenschaft als reflektierende Distanz, Vorurteilen und Bevorzugungen maß ich das Feld für mich aus. Erst in der Verschriftlichung des Prozessverlaufes wurden diese Faktoren für mich erkennbar.

In einen bereits laufenden Prozess der Schulentwicklung einzugreifen, ohne über eine Regulations- und Entscheidungsmacht zu verfügen, sondern lediglich beratend tätig zu sein, setzte Entwicklungsprozesse in Gang, deren Wirkung allerdings aufgrund der Komplexität des Handlungsfeldes nicht wirklich von mir zu steuern waren. So war zwar die Entwicklung und Implementierung eines Curriculums auf einer inhaltlichen und organisatorischen Ebene beeinflussbar, nicht aber ihre handlungspraktische Umsetzung.

Erst im Laufe des Prozesses selbst wurde mir klarer, nach welchem inneren Schulentwicklungsbild ich eigentlich meine Handlungsmaximen und vor allem meine Empathie steuerte und wie ich diese in den Prozess einschleuste. Da keine Supervision zur Verfügung stand und ich zudem alleine agierte, blieb die personale Kontrolle während des Prozesses aus. Als einziges Instrument blieb die Rekonstruktion des Prozessverlaufes, den ich in Teilen auch mitinitiiert hatte. So wurde für mich erst im Nachhinein erkennbar, dass es mir vor allem um innerpsychische Mechanismen der Regulierung von Schulprozessen ging, die ich erfassen wollte. Zwischen der distanzierenden Position einer wissenschaftlichen Analyse und der notwendigerweise empathischen Integration in den Prozess der Entwicklung ließen sich nicht immer klare Trennungen vollziehen. Folgende Hypothese lässt sich ableiten:

- **Hypothese 3**: Partizipatorische Forschung in der Analyse von Prozessen der Schulentwicklung ist nicht nur zeitaufwendig, sondern führt auch zu einer verstärkten Auseinandersetzung mit der eigenen Rolle. Diese fruchtbar aufzulösen verlangt eine supervisorische Begleitung.

5. Perspektiven

Perspektiven für eine gelingende Schulentwicklung auszuweisen heißt in die Zukunft zu blicken und vor dem Hintergrund der gewonnenen Ergebnisse begründet Entwicklungsschritte für diese Zukunft zu entwerfen. Sie beziehen sich auf ein vorab definiertes Ziel und skizzieren Wege zur Erreichung desselben. Dieses Verfahren ist ein intellektueller Drahtseilakt, operiert er doch mit einer Reihe von Unbekannten.

Da eingangs bereits Ziele und konkrete Probleme zur Umsetzung dieser Ziele im Rahmen der theoretischen Überlegungen zur Schulentwicklung entlang der Literatur formuliert wurden (vgl. Kapitel 1), geht es an dieser Stelle lediglich darum, mögliche Konzeptbausteine zu benennen, die ein perspektivisches Denken unterstützen. Sie sind nicht zu verstehen als Alternative zu den bereits bestehenden Überlegungen, sondern ergänzen diese. Sie beziehen sich vor allem auf den untersuchten Einzelfall selbst und weisen lediglich Ansatzpunkte für Pflegeschulen generell aus.

Strukturelle Grundlagen
Zunächst einmal ist festzuhalten, dass Überlegungen zur Förderung der Schulentwicklung an Pflegeschulen sich in der übergeordneten Zielperspektive nicht von anderen berufsbildenden Schulen unterscheiden. Im Mittelpunkt steht die Förderung der beruflichen Handlungskompetenz der Schülerinnen und Schüler und das geschieht zum einen im schulischen Unterricht und zum andern im Praxisunterricht. Es ist allerdings hervorzuheben, dass die theoretischen und praktischen Anteile in der Ausbildung an Pflegeschulen durch die beiden Lernstandorte Schule und Praxis spezifische strukturelle Probleme aufweisen.

So ist zum einen zu konstatieren, dass Pflegeschulen zwar die formale Kontrolle und Aufsicht über die Praxisausbildung haben, sie aber de facto aufgrund von häufig beschriebenen Problemlagen eigentlich nur in der Lage sind, die größten Probleme dieses Teils der Ausbildung für die Schülerinnen und Schüler aufzufangen und gemeinsam mit ihnen zu reflektieren. Unter-

5. Perspektiven

stützungsbedarfe werden von den Schülerinnen und Schülern formuliert und eingefordert. Insofern wirkt dieser eher unorganisierte und kaum von Seiten der Schule inhaltlich zu kontrollierende Bestandteil der Ausbildung immer wieder auf die Umsetzung der schulischen Ausbildung störend ein. Weder Schulleitungen noch Lehrende oder Schülerinnen und Schüler haben einen großen Einfluss darauf. Im Rahmen einer Schulentwicklung können allenfalls Reflexionsprozesse im Umgang mit Praxisanforderungen gefördert werden, die in einem als sicher erlebten Raum stattfinden.

Zum andern sind Schulen, wie eingangs formuliert, soziale Einheiten. Schulentwicklung bezeichnet einen Prozess, der im Hinblick auf definierte Ziele gefördert werden soll. Als soziale Einheiten sind die Wirkmechanismen dieser Schulen komplex. Das System Schule zielt, wie andere Systeme auch, darauf, sich in seinen Routinen zu stabilisieren. Jede Neuerung, also jede Intervention im Rahmen einer Schulentwicklung hat mit diesen systemstabilisierenden Faktoren zu kämpfen. Gestaltet man den Prozess der Forschung als einen offenen, begleitenden Prozess im Rahmen der Aktions- und Handlungsforschung, dann gilt es, diesen Prozess durch Eckpunkte, also Vorannahmen zu definieren bzw. diese im Verlauf zu revidieren oder anzupassen sowie zentrale Prozessfaktoren in der rekonstruierenden Beschreibung zu extrahieren. Mehrere Ebenen sind dabei zu beachten.

1. Auf der Ebene der Personen, die das Feld der Schule als soziale Einheit gestalten, sind die Akteure zu erfassen, die in diesen Prozess involviert sind (Mikroebene).
2. Auf der Ebene der Konzepte resp. Interventionen von außen sind die Faktoren zu erfassen, die Einfluss auf die Entwicklung nehmen (Mesoebene).
3. Auf der Ebene der Strukturen sind die Rahmenbedingungen zu erschließen, die diesen Prozess indirekt mitbeeinflussen (Makroebene).

Die Verflochtenheit der verschiedenen Ebenen im Einzelfall nachzuzeichnen, ermöglicht es, Knotenpunkte der Schulentwicklung auf der Mikroebene auszumachen. Damit ist noch nicht geklärt, welche Art von Einfluss sie haben, sondern allenfalls, dass sie Wirkfaktoren sind.

Instrumente und Maßnahmen

Die jeweiligen Instrumente, die sich für die Förderung eines Schulklimas als psychologische Grundlage für eine gelingende Schulentwicklung eignen, hängen in einem hohen Maße davon ab, wie sich die entsprechenden Schulen in ihrer fachlichen und räumlichen Struktur sowie in ihrer Organisation darstellen.

Nach den Erfahrungen des geschilderten Einzelfalles erscheint es nicht unbedingt sinnvoll, die Instrumente, die eine Schulentwicklung unterstützen, von außen im Vornhinein festlegen zu wollen. Es erscheint eher geraten, die gewählten Instrumente in ihrer Wirkung und ihrer Nutzung zu begleiten und gegebenenfalls Vorschläge für ihre Anpassung zu machen. Damit wäre dem Einzelfallbezug eher Rechnung getragen. Dass eine wissenschaftliche Begleitung bedingt in die Rolle der Beratung hineingeraten kann oder sich in laufende Prozesse selbst einklinkt, ist dann zu akzeptieren, wenn diese Prozess reflektiert werden kann. Die klassische Forscherhaltung, die Objektivität durch Beobachtung und Analyse herstellt, ist in diesen komplexen Handlungsszenarien nicht unbedingt gefragt.

Lehr- und Lernprozesse

Ein dritter Aspekt muss sich mit dem Problem der Nachhaltigkeit von Lehr- und Lernprozessen auseinandersetzen. Begreift man Schule als eine lernende Institution – und das ist mittlerweile Standard – dann muss man auch diesen Raum zum Lernen unterstützen. Lernen hat mit einer Haltung zu tun, die die Akteure an einer Schule gemeinsam als Atmosphäre entwickeln. Haltungen zu gewinnen und/oder sie zu verändern, gehört zu einer der schwierigsten Übungen der Lernkultur. In jedem Fall ist es notwendig, sich über die bestehenden Haltungen der Lehrenden und der Schulleitungen Klarheit zu verschaffen, bevor es um eine Entwicklung derselben geht. Das ist zunächst einmal explizit keine Aufgabe der Schülerinnen und Schüler. Sie sind diejenigen, die von einer Haltung der Lehrenden im Hinblick auf ihre Ausbildung profitieren können oder dadurch behindert werden. Indikatoren dafür liegen z.B. in den Anforderungen, die Lehrende gegenüber Schülerinnen und Schülern formulieren. Wenn das Ziel einer Schulentwicklung die Förderung der beruflichen Handlungskompetenz von Schülerinnen und Schülern ist, dann

5. Perspektiven

ist vorauszusetzen, dass sie das nicht nur an den Wissensbeständen sondern vielmehr an den Haltungsvorgaben ihrer Ausbilder lernen. Daraus wiederum ergeben sich zwei weitere Perspektiven:

1. **Kompetenzentwicklung der Lehrenden durch Konfliktmanagement**
   - Auf einer Mikroebene sind die Elemente zu extrahieren, die eine Schulentwicklung an einer Pflegeschule unterstützen können. Sie sind vor allem dem Feld der Kompetenzentwicklung der Lehrenden zuzuordnen. Diese spielt sich im Rahmen einer Schulkultur ab, die darüber entscheidet, ob reflektierbare Wissensbestände auch zu einer stabilen Haltungsänderung führen können. Ein innerpsychischer Dreh- und Angelpunkt ist dabei das Schulklima. Nun scheint es nicht so zu sein, dass Schulen durch die Entwicklung eines Wohlfühlklimas alleine solche Prozesse der Kompetenzbildung fördern kann. Zufriedenheit mit dem, was an der Schule passiert, Sicherheit als Grundkonstante und Anerkennung untereinander durch eine gelingende Kommunikation können zwar ein Gefühl der Gemeinsamkeit erzeugen, tragen aber nicht selbstverständlich auch zu einer Kompetenzförderung bei. Es ist eher zu vermuten, dass das Erlernen und Praktizieren von Strategien des Konfliktmanagements zur Entscheidungsfindung eine stabile Grundlage für solche Kompetenzentwicklung darstellt. Wenn Lehrende innerhalb der Schule selbst erfahren, dass und wie solche Prozesse zu gestalten sind, können sie diese Erfahrung auch an Schülerinnen und Schüler weitergeben. Dazu gehört auch, dass sie lernen, dass bestimmte Probleme, wie z.B. der gestörte Theorie-Praxis-Transfer nicht von ihnen gelöst werden können.

2. **Prozessorientierte Entwicklung und Anpassung von Instrumenten**
   - Der Einsatz von Instrumenten zur Regulierung der Schulentwicklung orientiert sich fallbezogen an einer Bestandsaufnahme der konkreten Ausgangssituation dieses Schulklimas. Die Instrumente sind wiederum nur Instrumente, um die Haltungen derjenigen Personen, die den Lehr- und Lernprozess leiten und betreiben, so zu beeinflussen, dass sie in ihrer Vorbildfunktion für die Schülerinnen und Schüler in dem Erwerb einer beruflichen Handlungskom-

petenz wirksam werden können. Damit das geschehen kann, gilt es zunächst einmal, diesen Personenkreis, also vor allem die Lehrenden, von dem zu entlasten, was sie daran hindert: unzureichende curriculare Vorgaben und Informationen sowie fehlendes zeitliche und räumliche Ressourcen. Fortbildungen, die so angelegt sind, dass sie Raum für Gespräche, für Austausch und Information bieten, bieten einen entsprechenden Ansatzpunkt.
- Auf der Leitungsebene wächst der Grad der Zufriedenheit anscheinend dann, wenn bestimmte Teil/Ziele erkennbar erreicht werden. Auf welcher Ebene diese Zielerreichung Zufriedenheit mit sich bringt, hängt von der jeweiligen persönlichen Verfassung ab. In dem Moment, in dem das als geordnet erlebte alltägliche Chaos den Anschein des Nicht-Mehr-Bewältigen-Könnens erreicht, greifen eher kontraproduktive Beschlüsse, die nur kurzfristig zu einer Orientierung verhelfen. Auch einfache Resignation kann ein Ausdruck der Problematik sein. Die ständige Nachjustierung von Teil/Zielen scheint ein gangbarer Weg, um diese eher unproduktiven Situationen zu vermeiden.
- Eine prozessorientierte offene Herangehensweise ist dabei eigentlich unumgänglich, denn Schulen leben weder in wissenschaftlich passenden Szenarien noch stellen sie einen reinen Übungsraum für Modellprojekte dar. Es ist vermutlich nicht darüber hinwegzutäuschen, dass in diesem Sozialraum intuitiv erscheinende Interventionen bei hinreichender Kenntnis der Ausgangssituation angesagt sind. Bestimmte leitfadengestützte Ablaufprocedere sind nicht schädlich, stellen aber in der Frage der Nachhaltigkeit ein Problem dar. Wenn es Haltungen sind, die Lehr- und Lernprozesse beeinflussen und wenn es Rahmenbedingungen sind, die hier oft unvorhersehbar einbrechen und wenn es zudem darum geht, in einer dreijährigen Ausbildung berufskompetente Menschen auszubilden, dann erscheint es sinnvoll, die Interventionen auf wenige und zudem nicht zusätzlich belastende Elemente zu beschränken.

Perspektivisch ergibt sich daraus ein klares Votum für eine einzelfallbezogene Entscheidungsstruktur, die zudem hinreichend flexibel sein sollte, um unvorhersehbare Entwicklungsprozesse in diese prozessorientierte Entschei-

5. Perspektiven

dungsfindung einzubinden. Das kann bedeuten, dass man zunächst einmal und immer wieder auf Neue im Prozess nach einer solchen Struktur suchen muss. Konfliktregulierung ist der Mittelpunkt der Schulentwicklung und sie erfolgt in einem Projekt des Auslotens von Sicherheitsbildung und Innovationsbereitschaft.

6. Literaturverzeichnis

Arnold, R. (2010). Systemtheorie und Schule: Systemisch-konstruktivistische Schulentwicklung. In T. Bohl, W. Helsper, H. G. Holtappels, & C. Schelle, *Handbuch Schulentwicklung. Theorie - Forschungsbefunde - Entwicklungsprozesse - Methodenrepertoire* (S. 79 - 82). Bad Heilbrunn: Julius Klinkhardt.

Arnold, R., & Gonon, P. (2006). *Einführung in die Berufspädagogik.* Opladen: Verlag Barbara Budrich.

Arnold, R., & Tutor, C. G. (2007). *Grundlinien einer Ermöglichungsdidaktik. Bildung ermöglichen - Vielfalt gestalten.* Augsburg: ZIEL.

Berkemeyer, N., & Feldhoff, T. (2010). Schulische Steuergruppen. In T. Bohl, W. Helsper, H. G. Holtappels, & C. Schelle, *Handbuch Schulentwicklung. Theorie - Forschungsbefunde - Entwicklungsprozesse - Methodenrepertiore* (S. 183 - 186). Bad Heilbrunn: Julius Klinkhardt Verlag.

Blanz, M., Florack, A., & Piontkowski, U. (2014). *Kommunikation. Eine interdisziplinäre Einführung.* Stuttgart : Kohlhammer Verlag.

Bohnsack, R. (2002). Gruppendiskussionsverfahren und dokumentarische Methode. In D. Schaeffer, & M.-M. Gabriele, *Qualitative Gesundheits- und Pflegeforschung* (S. 305 - 325). Bern: Huber Verlag.

Bohnsack, R. (2010). *Rekonstruktive Sozialforschung. Einführung in qualitative Methoden.* Opladen, Farmington Hills: Verlag Barbara Budrich .

Braun, O., & Lüdtke, U. (2012). *Sprache und Kommunikation.* Stuttgart: Verlag W. Kohlhammer.

Buber, M. (1995). *Ich und Du.* Stuttgart: Philipp Reclam Junior.

Darmann-Fink, I. (2010). *Interatktion im Pflegeunterricht. Begründungslinien der interaktionistischen Pflegedidaktik.* Frankfurt am Main: Lang.

6. Literaturverzeichnis

Dupuis, G. (2012). Unterstützte Kommunikation. In O. Braun, & U. Lüdtke, *Sprache und Kommunikation* (S. 556 - 563). Stuttgart: Kohlhammer Verlag.

Ertl-Schmuck, R. (2000). *Pflegedidaktik unter subjekttheoretischer Perspektive*. Frankfurt am Main: Mabuse Verlag.

Ertl-Schmuck, R., & Fichtmüller, F. (2009). *Pflegedidaktik als Disziplin. Eine systematische Einführung*. Weinheim und München: Juventa.

Ertl-Schmuck, R., & Fichtmüller, F. (2010). *Theorien und Modelle der Pflegedidaktik. Synopse, Diskussion und Resümee*. Weinheim: Juventa Verlag.

Ertl-Schmuck, R., & Greb, U. (2013). *Pflegedidaktische Handlungsfelder*. Weinheim und Basel: Beltz Juventa.

Ertl-Schmuck, R., & Greb, U. (2015). *Pflegedidaktische Forschungsfelder*. Weinheim und Basel: Beltz Juventa.

Ertl-Schmuck, R., & Greb, U. (2015). *Pflegedidaktische Forschungsfelder*. Weinheim: Beltz Juventa.

Evers, T. (2012). *Die besondere Ungewissheit im Handeln: Schlüsselprobleme gerontopsychiatrischer Pflegepraxis: die Analyse beruflicher Kompetenzen zur Konstruktion von Curricula am Beispiel gerontopsychiatrischer Pflege*. Frankfurt am Main: Peter Lang.

Falk, G., Heintel, P., & Krainz, E. E. (2007). *Handbuch Mediation und Konfliktmanagement*. Wiesbaden: VS Verlag für Sozialwissenschaften.

Flick, U. (2006). *Qualitative Evaluationsforschung. Konzepte, Methodden, Umsetzungen*. Reinbek bei Hamburg: Rowohlt.

Froschauer, U., & Lueger, M. (2003). *Das qualitative Interview. Zur Praxis interpretativer Analyse sozialer Systeme*. Wien: Facultas.

Girtler, R. (2001). *Methoden der Feldforschung*. Wien, Köln, Weimar: Böhlau Verlag.

Hanitz, R.-C. (2007). Konflikte und Konfliktbegriffe. In G. Falk, P. Heintel, & E. E. Krainz, *Handbuch Mediation und Konfliktmanagement* (S. 62 - 82). Wiesbaden: VS Verlag für Sozialwissenschaften.

Heintel, P. (2007). Widerspruchsfelder, Systemlogiken und Gruppendialektiken als Ursprung notwendiger Konflikte. In G. Falk, P. Heintel, & E. E. Krainz, *Handbuch Mediation und*

Konfliktmanagement (S. 15 - 33). Wiesbaden: VS Verlag für Sozialwissenschaften.

Idel, T.-S. (2010). Fallstudien und Hermeneutisch-rekonstruktive Sozialforschung. In T. Bohl, W. Helsper, H. G. Holtappels, & C. Schelle, *Handbuch Schulentwicklung. Theorie - Forschungsbefunde - Entwicklungsprozesse - Methodenrepertoire* (S. 138 - 140). Bad Heilbrunn: Verlag Julius Klinkhardt.

Kirchhoff, S., Kuhnt, S., Lipp, P., & Schlawin, S. (2001). *Der Fragebogen. Datenbasis, Konstruktion und Auswertung.* Opladen: Leske & Budrich.

Kitwood, T. (2008). *Demenz. der personzentrierte Ansatz im Umgang mit verwirrten Menschen.* Bern: Verlag Hans Huber.

Kooperationsverbund, n. K. (2006). *Das schulische und praktische Curriculum für die Berufsausbildung in der Gesundheits- und Krankenpflege. Denken lernen in Lernsituationen - handeln lernen an Lerngegenständen.* Frankfurt am Main: Mabuse-Verlag.

Krankenpflegeschulen, K. n. (2010). *Das Curriculum für den Lernstandort Praxis. Lern- und Arbeitsaufgaben als reflexionsfödernde Instrumente des Theorie-Praxis-Transfers.* Frankfurt am Main: Mabuse Verlag.

Krankenpflegeschulen, K. n. (2010). *Das Curriculum für den Lernstandort Praxis. Lern- und Arbeitsaufgaben als reflexionsfördernde Instrumente des Theorie-Praxis-Transfers.* Frankfurt am Main: Mabuse-Verlag.

Kristeva, J., & Gardou, C. (2012). Behinderung und Vulnerabilität. In O. Braun, & U. Lüdtke, *Sprache und Kommunikation* (S. 39 - 48). Stuttgart: Kohlhammer Verlag.

Kromrey, H. (2006). *Empirische Sozialforschung. Modelle und Methoden der standardisierten Datenerhebung und Datenauswertung.* Stuttgart: Lucius & Lucius.

Kuckartz, U., Dresing, T., Rädiker, S., & Stefer, C. (2007). *Qualitative Evaluation. Der Einstieg in die Praxis.* Wiesbaden: VS Verlag für Sozialwissenschaften.

Lamnek, S. (2005). *Gruppendiskussionen. Theorie und Praxis.* Weinheim und Basel : Beltz-Verlag.

6. Literaturverzeichnis

Lüdtke, U. (2012). Person und Sprache. In O. Braun, & U. Lüdtke, *Sprache und Kommunikation* (S. 60 - 81). Stuttgart.
Lueger, M. (2000). *Grundlagen qualitativer Feldforschung. Methodologie, Organisierung, Materialanalyse.* Wien: WUV-Universtitätsberlag.
Luhmann, N. (1991). *Soziale Systeme. Grundriß einer allgemeinen Theorie*. Frankfurt am Main: Suhrkamp Verlag.
Olbrich, C. (2009). *Modelle der Pflegedidaktik.* München: Urban & Fischer.
Olbrich, C. (2009). *Modelle der Pfllegedidaktik.* München: Urban & Fischer.
Panke-Kochinke, B. (1999). Pflege im Spannungsfeld gesellschaftlicher Widersprüche - Folgerungen für die Ausbildung. *PflegePädagogik, 3*, S. 4-10.
Panke-Kochinke, B. (2003). Kommunikation als Dialog. Ein zentraler Inhalt berufsfeldbezogener Didaktik in der Medizin- und Pflegepädagogik. *berufsbildung, 81*, S. 12-14.
Panke-Kochinke, B. (2005). Die Lernsituation - Konstruktion und Erfahrung. *printernet, 3*, S. 139 - 151.
Panke-Kochinke, B. (2008). Der Erwerb beruflicher Handlungskompetenz. Erste Ergebnisse der Evaluation des Curriculums des Kooperationsverbundes niedersächsischer Krankenpflegeschulen. *9*, S. 571 - 584.
Panke-Kochinke, B. (2011). *Berufliche Handlungskompetenz erwerben. Ergebnisse der qualitativen Evaluation eines Curriculums in der Gesundheits- und Krankenflege.* Frankfurt am Main: Mabuse-Verlag.
Panke-Kochinke, B. (2011). *Berufliche Handlungskompetenz erwerben. Ergebnisse der qualitativen Evaluation eines Curriculums in der Gesundheits- und Krankenpflege.* Frankfurt am Main: Mabuse-Verlag.
Panke-Kochinke, B. (2003). Lernfelder gestalten - ein neues didaktisches Konzept. *Pflegemagazin,3(5)*, S. 35 - 44.
Panke-Kochinke, B., Blotenberg, D., Lukas-Nuelle, E., & Niederwahrenbrock, I. (2015). European Nursing Care. Entwurf für ein modularisiertes integratives Curriculum in den Pflegeberufen. *Pflegewissenschaft, 4*, S. 202 - 214.

Pohl, T., Helsper, W., Holtappels, H. G., & Schelle, C. (2010). *Handbuch Schulentwicklung. Theorie - Forschungsbefunde - Entwicklungsprozesse - Methodenrepertoire*. Bad Heilbrunn: Verlag Julius Klinkhardt.

Reh, S. (2010). Fallstudien zu Schulbiographien. In T. Bohl, W. Helsper, H. G. Holtappels, & C. Schelle, *Handbuch Schulentwicklung. Theorie - Forschungsbefunde - Entwicklungsprozesse - Methodenrepertoire* (S. 141 - 143). Bad Heilbrunn: Verlag Julius Klinkhardt.

Reich, K. (2008). *Konstruktivistische Didaktik. Lehr- und Studienbuch mit Methodenpool*. Weinheim und Basel: Beltz Verlag.

Rogers, C. R. (2012). *Der neue Mensch*. Stuttgart: J.G. Cotta'sche Buchhandlung.

Rolff, H.-G. (2010). Schulentwicklung als Trias von Organisations-, Unterrichts- und Personalentwicklung. In T. Bohl, W. Helsper, H. G. Holtappels, & C. Schelle, *Handbuch Schulentwicklung. Theorie - Forschungsbefunde - Entwicklungsprozesse - Methodenrepertoire* (S. 29 - 36). Bad Heilbrunn: Julius Klinkhardt.

Rolff, H.-G. (2013). *Schulentwicklung kompakt. Modelle, Instrumente, Perspektiven;*. Weinheim und Basel: Beltz.

Scheunpflug, A. (2010). Schulentwicklung aus evolutionstheoretischer Perspektive. In T. Bohl, W. Helsper, H. G. Holtappels, & C. Schelle, *Handbuch Schulentwicklung. Theorie - Forschungsbefunde - Entwicklungsprozesse - Methodenrepertoire* (S. 119 - 125). Bad Heilbrunn: Julius Klinkhardt.

Schönig, W. (2010). Psychoanalytische Theorie und Schulentwicklung. In T. Bohl, W. Helsper, H. G. Holtappels, & C. Schelle, *Handbuch Schulentwicklung. Theorie - Forschungsbefunde - Entwicklungsprozesse - Methodenrepertoire* (S. 122 - 125). Bad Heilbrunn: Verlag Julius Klinkhardt.

von Unger, H. (2014). *Partizipative Forschung. Einführung in die Forschungspraxis*. Wiesbaden: VS Verlag für Sozialwissenschaften.

MABUSE-BUCHVERSAND
Wir besorgen Ihnen jedes lieferbare Buch!

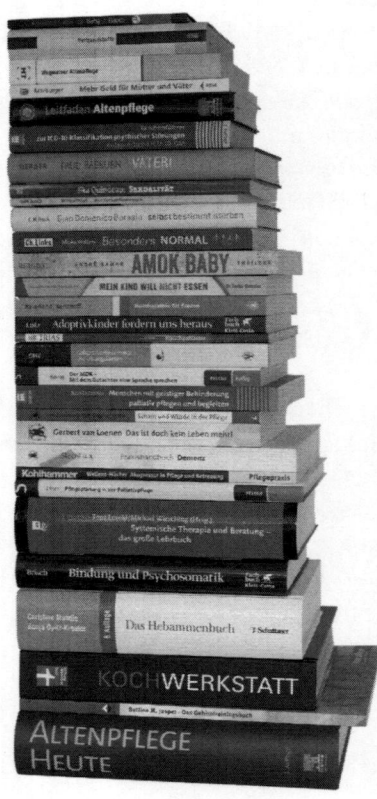

• Wir liefern zuverlässig und schnell alle Fachbücher, Romane sowie CDs und DVDs!

• Wir sind langjähriger und kompetenter Partner für Schulen, Ausbildungsinstitute und Bibliotheken!

• Mit Ihrer Direkt-Bestellung unterstützen Sie den unabhängigen Buchhandel!

Mabuse-Buchversand
Postfach 90 06 47
60446 Frankfurt am Main
Tel.: 069 – 70 79 96-16
Fax: 069 – 70 41 52
buchversand@mabuse-verlag.de
www.mabuse-verlag.de

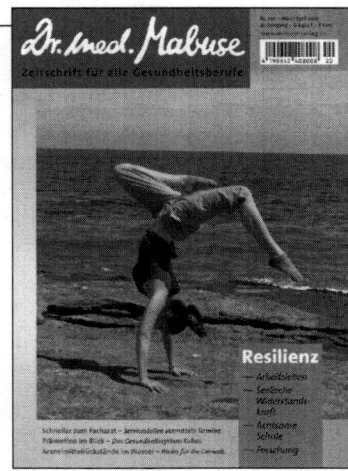

Dr. med. Mabuse

Zeitschrift für
alle Gesundheitsberufe

- **kritisch**
- **unabhängig**
- **für ein soziales Gesundheitswesen**

Schwerpunktthemen der letzten Hefte:

Resilienz (220) • Flucht (219) • Kunst und Gesundheit (218) • Anthroposophie (217) • Psychiatrie (216) • Infektionen & Epidemien (215) • Schlafen & Wachen (214) • Trauma (213) • Mobilität (212) • Pflege heute (211) • Hilfe beim Sterben (210) • Demenz (209) • Wohnen im Alter (207) • Alternative Medizin (206) • Schuld (205) • Schwangerschaft und Geburt (204) • Sucht (203) • Soziale Arbeit (202) • Schmerz (201) • Evidenzbasierung (200) • HIV/Aids (198) Arbeiten im Team (197) Qualität (194) • Kindergesundheit, Kinderarmut (193)

Eine vollständige Übersicht aller erhältlichen Ausgaben finden Sie auf unserer Homepage.

Dr. med. Mabuse jetzt im Mini-Abo testen!
Mit unserem Mini-Abo erhalten Sie drei Ausgaben von *Dr. med. Mabuse* zum Vorzugspreis von 15 Euro (statt 24 Euro). Unsere Vetrautensgarantie: Das Abo endet automatisch!

Kostenloses Probeheft anfordern:

Mabuse-Verlag

Postfach 900647 b • 60446 Frankfurt am Main
Tel.: 069 – 70 79 96-16 • Fax: 069 – 70 41 52
info@mabuse-verlag.de • www.mabuse-verlag.de

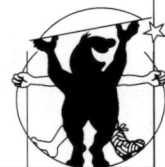

Wissenschaft bei Mabuse

Demenz, Kranken- und Altenpflege, Gesundheit & Politik,
Schwangerschaft & Geburt, Public Health, Medizingeschichte ...

Sie planen die Veröffentlichung ...

- Ihrer wissenschaftlichen Abschlussarbeit?
- eines Beitrags- oder Tagungsbandes?
- eines Sach- oder Fachbuchs?

Unser Angebot für Sie:

Gut vernetzt und sichtbar: Unser Verlag hat ein klares inhaltliches Profil und ein in Fachkreisen gut eingeführtes Programm. Die Zeitschrift *Dr. med. Mabuse* das ideale Forum, um Ihre Publikation verschiedenen Berufsgruppen aus Wissenschaft und Praxis vorzustellen.

Stark im Vertrieb: Wir garantieren Ihnen eine aktive Vertriebs- und Pressearbeit. Unser Programm verkaufen wir nicht nur über den klassischen Buchhandel und als E-Book, sondern richten auch Büchertische auf Fachkongressen aus.

Fair und transparent: Sie erhalten einen Kostenvoranschlag, der alle Posten detailliert aufführt – und können entscheiden, ob Sie z. B. Korrektorat und Layout lieber selbst organisieren möchten.

Sie möchten Ihr Projekt bei uns einreichen?

Um prüfen zu können, ob Ihr Projekt in unser Profil passt, benötigen wir

- Soweit es vorliegt: das **Manuskript** oder ein **Exposé**, wenn möglich mit **Textprobe** (10–20 Seiten).
- der geplante **Umfang** Ihrer Publikation (eine Seite = 1800 Zeichen)

Mabuse-Verlag
Postfach 900647 • 60446 Frankfurt am Main
Tel.: 069 – 70 79 96-13 • Fax: 069 – 70 41 52
verlag@mabuse-verlag.de • www.mabuse-verlag.de

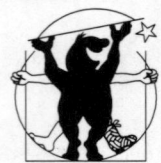